公共卫生与疾病预防控制

吕　蕾◎著

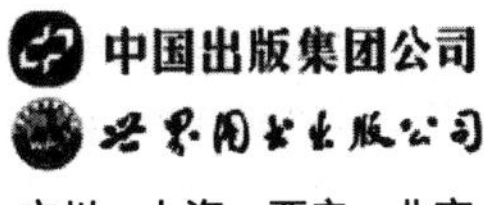

广州·上海·西安·北京

图书在版编目（CIP）数据

公共卫生与疾病预防控制 / 吕蕾著. -- 广州 : 世界图书出版广东有限公司, 2020.11
ISBN 978-7-5192-8031-4

Ⅰ. ①公… Ⅱ. ①吕… Ⅲ. ①公共卫生②预防医学 Ⅳ. ①R1

中国版本图书馆CIP数据核字（2020）第228930号

书　　名　公共卫生与疾病预防控制
　　　　　GONGGONG WEISHENG YU JIBING YUFANG KONGZHI
著　　者　吕　蕾
责任编辑　冯彦庄
特约编辑　樊建凤
装帧设计　梁浩飞
责任技编　刘上锦
出版发行　世界图书出版有限公司　世界图书出版广东有限公司
地　　址　广州市新港西路大江冲25号
邮　　编　510300
电　　话　020-84460408
网　　址　http://www.gdst.com.cn
邮　　箱　wpc_gdst@163.com
经　　销　各地新华书店
印　　刷　河北文盛印刷有限公司
开　　本　787mm×1092mm　1/16
印　　张　14
字　　数　252千字
版　　次　2020年11月第1版　2020年11月第1次印刷
国际书号　ISBN 978-7-5192-8031-4
定　　价　108.00元

咨询、投稿：020-84460408　gdstcjf@126.com

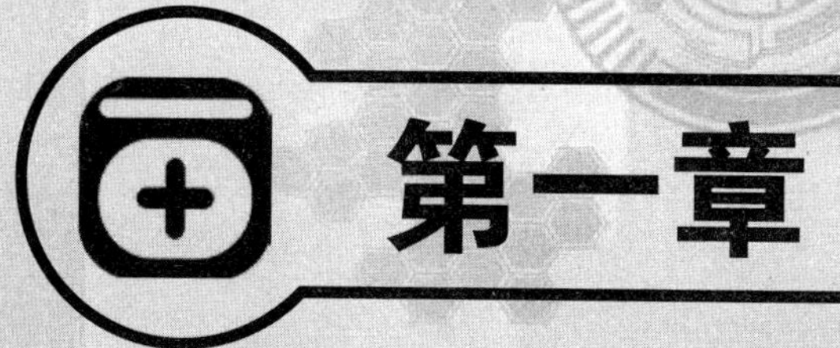

基础医学与临床医学

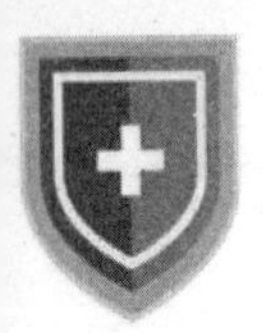

第一节 医学的概念与发展历程

一、医学的定义

医学与社会、文化、经济、科技的发展水平关系非常密切，要给医学下一个最终的、确切的定义比较困难。古今中外许多学者都给医学下过不少定义，众说纷纭。纵观医学的发展史，医学的定义随着历史的发展而不断被重新赋予，每一种定义都试图提出一个反映一定历史时期的医学总体观的高度概括的含义。随着社会的进步和科学的发展，医学的概念、范畴、模式、思维方法等都发生着变化。传统概念的医学只是针对人体组织、器官在解剖学上的研究，或是针对疾病在病理、病因、治疗方法上的研究和探索，是纯生物的医学模式，属于自然科学范畴。医学的研究对象是人，由于人具有自然属性和社会属性，因此，人生活在社会中，社会环境、经济和文化等因素对人类的健康和疾病有着不可忽视的影响。医学也同样具有双重属性，医学既是自然科学，又是社会科学。现代医学不仅仅局限在自然科学的范畴，而且向社会学、心理学、伦理学、美学、生态环境学等领域渗透，不断涌现出社会医学、医学心理学、医学伦理学、医学美学等新型交叉学科。因此，医学不仅是研究人的生理机能、病理变化、疾病预防与治疗和保持健康的自然科学，还是关系到人的生存和发展的社会科学，是两大门类科学（自然科学和社会科学）相结合的科学。

二、医学的起源与发展

（一）史前医学

在迄今为止的人类历史上，原始社会所经历的时间最为漫长。一般认为，自人类起源到有文字记载，并掌握了金属冶炼技术的城市文明出现的阶段称为史前

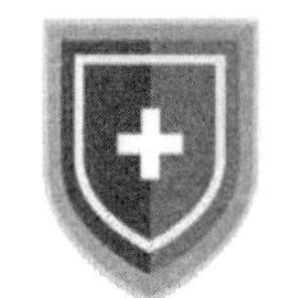

文明。史前文明中的医学称为史前医学或原始医学。

医学是伴随着人类的诞生而产生的。自从有了人类，伴随着疾病的发生，人类也就开始寻求减轻痛苦和治愈疾病的方法和手段，于是产生了原始医药。医学最初的目的是为人类缓解病痛、治愈疾病。原始的医药是人们在长期生产劳动中、在同自然环境和疾病作斗争的过程中的经验总结和智慧结晶。

（二）古代医学

随着社会生产力的发展，劳动生产率的提高，剩余产品和私有制产生了。原始社会走向解体，整个社会分裂成两个对抗的阶级：奴隶和奴隶主。人类进入奴隶社会，建立奴隶制国家，从此开始了古代文明的时代。古代文明中的医学被称为古代医学。

最具代表性的四大文明古国都是建立在容易生存的河川台地附近，它们分别是位于两河流域的古巴比伦、尼罗河流域的古埃及、印度河流域的古印度和黄河流域的古中国。它们创造了各自的文明，产生了自己独特的医学，是人类文明的摇篮。

（三）近代医学

在欧洲，476—1453 年处于古代向近代过渡的时期，称为中世纪。在这个时期，欧洲的科学和医学基本没有发展，故称中世纪为医学的黑暗时期。欧洲在中世纪传染病流行，以鼠疫、麻风和梅毒最为猖獗，病死者众多。其中，麻风在 13 世纪广为传播，后经严格隔离才停止蔓延，这就促进了隔离医院的兴起。14 世纪，意大利的米兰和威尼斯在港口加强检疫，严禁传染病患者入境，开创了世界“海港检疫”的先河。

在 14 世纪后半叶，欧洲文艺开始复兴，之后的 400 年为近代医学时期。

1. 文艺复兴时期的医学

当时中国的火药、指南针和造纸术已经传到了欧洲，对欧洲文艺复兴起到了推动作用。这个时期出现了两种情况：一是复古，即古代文化的复兴，人们希望从希腊、罗马所留存下来的宝贵资料中吸取养料；二是个性的复活，尤其表现在对人体和艺术的重新重视，并渴望思想自由和言论自由。在医学领域，古希腊时期以希波克拉底为代表的医学文化在被遗忘了 1000 多年后，又重新恢复。文艺

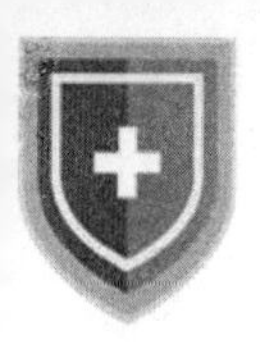

复兴运动再现了古代文明，创造了资产阶级的古典文学和艺术，同时也孕育了近代自然科学。这个时期医学的主要进展包括人体解剖学的创建和临床医学的发展。

2. 17 世纪的医学

16 世纪解剖学的发展为医学研究奠定了形态学的基础，数学、物理学的进步给医学的研究提供了机械、力学、量度的概念和方法，从而使近代生理学逐渐形成和确立起来。

17 世纪医学史上最重要的发现，应该是哈维发现的血液循环。他发现心脏就像一个水泵，把血液压出来，使血液流向全身，是血液循环的原动力。通过计算心脏的容量，左、右心脏的射血量和回心血量，他发现 1 h 心脏的射血量远远超过人体本身的重量。如此多的血液来自哪里呢？他通过用镊子夹闭血管的方法发现大动脉和大静脉的血液方向，一个是离心性的，另一个是向心性的。在经历了多次失败后，终于证实血液是循环的。哈维把这一发现写成了《关于动物心脏与血液运动的解剖研究》一书，正式提出了关于血液循环的理论。这本著作奠定了哈维在科学发展史上的重要地位，标志着近代生理学的诞生。

在这一时期，还有一个重大的发现，就是将显微镜应用于医学。显微镜的发明和应用扩大了人们的视野，把人类的视觉由宏观引入微观，了解到动植物的细微结构。

在 17 世纪，内科学没有大的进展，不少医生热衷于解剖学和生理学的研究，而忽视了临床医学，似乎忘记了医生的职责。针对这种现象，西登哈姆（Sydenham T.）医生指出："与医生最有直接关系的既非解剖学之实习，也非生理学之实验，乃是被疾病所苦之患者。故医生的任务首先要正确探明痛苦之本质，也就是应多观察患者的情况，然后再研究解剖和生理等知识，导出疾病之解释和疗法。"这个强调临床医学的呼吁赢得了人们的支持，医生们开始回到患者床边，从事临床观察和研究。在此之前，尽管也有许多人呼吁重视临床，但是只有从西登哈姆开始，医生们才突破了中世纪以来遵从古人教条的格局，回到患者床边，亲自观察疾病变化。西登哈姆在医学史上虽然没有重大发明和发现，但是由于他重视临床医学，因此，被誉为"近代临床医学之父"。

3. 18 世纪的医学

18 世纪，大部分欧洲国家相继发生了工业革命，建立了资本主义制度。资

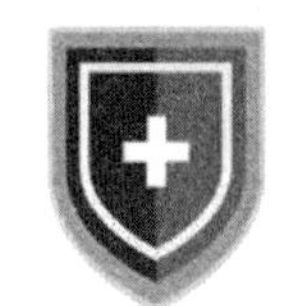

本主义生产关系的形成，必然在思想和意识形态领域有所反映。机械唯物主义萌芽于文艺复兴时期，到 18 世纪在法国发展到鼎盛时期，其产生和发展是科学技术不断进步的结果。它是一种比古代朴素唯物主义更高级、与封建势力相对抗、在当时具有进步意义的世界观，对人的有机生命现象主要用机械论的观点来进行解释说明。

人体解剖学在 18 世纪已发展得十分完善。通过大量的人体尸体解剖，解剖学家和外科医生除了加深对人体正常器官的认识之外，还结合死者的病史认识到人体器官在疾病过程中的异常变化，这标志着病理解剖学研究的开始。尽管医学进步很大，但是在诊断疾病的方法和器械上依然没有太大的进步，直到 18 世纪后半叶才出现叩诊法。

18 世纪，公共卫生学建立了。随着医学的发展，人们对健康和疾病的认识进一步深入，开始重视预防医学。最早是在海军和陆军内提倡疾病的预防，因为当时只有在军队范围内，才有可能对受伤和生病的士兵进行监测、观察和进行疾病的统计。18 世纪中叶之后，城市卫生开始得到改善。1765 年，伯明翰开始实施卫生法规，于是，污水被掩盖，街道修建、路灯安装、下水设施被改良；医院和药房建筑也有所改进，改进后的医院建筑结构合理、空气流通；小儿健康受到重视，儿童病死率逐渐下降，小儿卫生水平逐年提高。

18 世纪，欧洲天花病流行严重，死亡人数众多，即便没有染病的人，也陷入极度恐慌之中。早在 16 世纪的时候，中国有人用种人痘的办法预防天花，这种方法后来经阿拉伯国家传到欧洲，被广泛应用，收到了一定的效果，但是危险性很高。后来，英国的乡村医生贞纳（Jenner b.）发明了种牛痘的方法。1980 年，世界卫生组织宣布天花病在全世界范围内已被消灭，这是人类依靠自己的智慧和力量战胜的第一种传染病。

4. 19 世纪的医学

19 世纪是资本主义的成熟时期。能量守恒和转化定律、生物进化论、细胞学说，被称为自然科学的三大发现。医学得到了继续发展：细胞学、细胞病理学和细菌学的建立，使疾病的原因得到了进一步的阐明；叩诊法的推广、听诊器的发明和药理学的发展促进了临床医学的进步；麻醉和消毒法的发明为外科手术创造了条件。同时，护理学的兴起和国际红十字会的成立，使人们认识到救护工作和人道主义的重要意义。

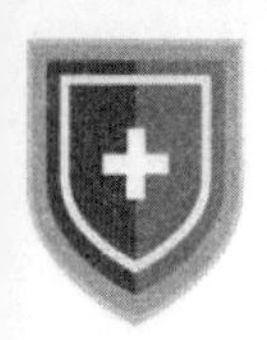

（四）现代医学

20 世纪科学技术得到了飞速发展，特别是 20 世纪 40 年代开始，以原子能、电子和航天技术等为代表的一系列高科技技术先后问世，形成了第三次科技革命，世界经济得到飞跃式发展。医学在科学技术的推动下也发展迅速，硕果累累。

1. 药物学与治疗学

德国化学家埃利希（Ehrlich P.）在化学疗法上贡献突出，他研制出了砷凡钠明，即第 606 号砷的化合物（简称 606）。20 世纪各种病菌几乎都被发现，人们期待能有一种化学药物将这些细菌杀死，而且不会对人体造成伤害。埃利希经过多次试验研制的这种 606，以为满足了人们的期待，但后来发现 606 并不能杀死细菌，但对梅毒螺旋体有很强的杀伤力。埃利希与一同从事砷化物研究的日本人秦佐八郎共同试验，又将 606 改进成毒力很小的药物，命名为 914，使长期流行的梅毒得到有效的控制，开创了化学疗法，推进了化学药物的研究。

德国化学家多马克（Domagk G.）发现一种红色染料，是对氨基苯磺酸的衍生物，俗称百浪多息（Prontosil），对小白鼠的葡萄球菌感染很有疗效，从此开辟了人工合成对人体无害，却能高效杀死细菌的合成药物的新途径。百浪多息本身无抑菌作用，但进入体内代谢产生对氨基苯磺酰胺（简称磺胺），这才是真正有抑菌作用的有效成分。磺胺类药物的出现对 20 世纪治疗学产生了很大影响。

英国细菌学家弗莱明（Fleming A.）在培养细菌的实验中，一个偶然的机会无意中发现培养基被青霉菌污染了，青霉菌周围葡萄球菌的菌丝变得透明甚至溶解消失。他将青霉菌除掉，惊奇地发现上述现象仍可发生，于是他断定这种起杀菌作用的物质是青霉菌在生长过程中产生的代谢物，称之为青霉素。弗莱明从事青霉素的研究达 4 年之久，后因青霉素性质不稳定，且大批量生产青霉素遇到困难，便中止了研究。后来在另外两位科学家的协助下，发现了青霉素不稳定性的原因，之后青霉素成功地用于患者的治疗。美籍俄国人瓦克斯曼（Waksmann S.A.）从灰链丝霉菌的培养基中培养出可以杀死结核杆菌的抗生素——链霉素。后来人们发现了氯霉素和金霉素，再之后四环素、土霉素等抗生素也陆续被发现，并用于临床。抗生素的发现是 20 世纪药物学和治疗学的重大进步。

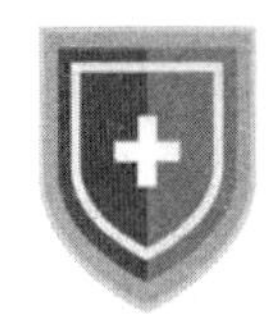

2. 分子生物学

分子生物学是集生物化学、细胞生物学等多门相关学科的研究成果，是经过互相渗透而形成的一门边缘学科，是在分子水平上研究生命现象的科学。分子生物学发展迅速，虽然它兴起的时间不长，但其影响已经渗透到生物学和医学的各个领域，产生了一系列新兴学科，如分子遗传学、分子细胞学、分子药理学、分子病理学、分子免疫学等。

3. 医学免疫学

免疫学是研究机体免疫系统结构和功能的科学，它已经成为影响生物学与医学的重要基础学科之一，随着免疫学研究的深入，逐渐形成了免疫化学、免疫生物学、免疫遗传学、免疫病理学、肿瘤免疫学和移植免疫学等分支科学。

4. 器官移植

器官移植是指将健康器官移植到另一个个体内，并使之迅速恢复功能的手术。器官移植已成为治疗因严重疾病而导致器官功能严重受损患者的重要手段。

5. 医学影像学

1895 年，德国物理学家伦琴（ Rontgen W.K.，1845—1923）发现了 X 射线，并指出这种射线的穿透能力强于其他光线。后来美国生理学家坎农（Cannon W.B.）发现用铋或钡配合 X 射线检查可以清楚地观察到动物的食管。之后 X 射线普遍应用到人体全身各器官的检查中，并成为诊断学不可缺少的内容。X 射线不仅是一种诊断手段，而且还可用于肿瘤等疾病的治疗。X 射线诊断技术的最大发展是电子计算机体层摄影技术（computed tomography，CT），不仅促进了医学影像学的发展，也促进了现代临床医学的进步。在磁共振频谱学与 CT 基础上发展起来的医学影像学的又一高新技术就是磁共振成像技术（magnetic resonance imaging，MRI）。虽然 MRI 被广泛应用于临床的时间还不太长，但已显示出它的广阔应用前景及独特的优点与潜力。在 X 射线诊断技术不断发展的同时，超声诊断技术的发展也日新月异。

（五）21 世纪医学的发展趋势

1. 分子生物学将继续成为医学科学发展的带头科学

20 世纪 50 年代，分子生物学的研究开始快速发展。1953 年，沃森和克里克发现了 DNA 分子双螺旋结构的三维模型，阐明了生物遗传基因密码的秘密，为

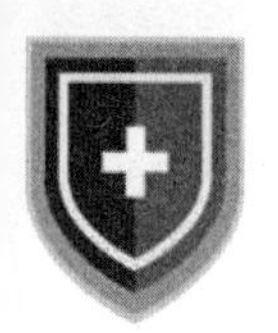

人类从分子水平认识生命过程的发生、遗传、发育、衰老，以及细胞和器官的结构、功能，奠定了坚实的基础。

2000 年，人类基因组图谱的完成，标志着生命科学的发展在经历了 20 世纪的分子生物学时代、结构基因组时代之后，正式进入了功能基因组时代，即后基因组时代。但当我们在庆幸单基因遗传病的秘密被“揭穿”后，不免又陷入了新的困境：许多疾病，如癌症、心血管疾病等是多种基因共同作用的结果，而基因的作用最终需要蛋白质来体现，因为任何一种疾病都与通过基因所编码的蛋白质有着密切关系。

澳大利亚学者 Wilkins 和 Williams 首次提出了蛋白质组（proteome）一词，源于蛋白质（protein）和基因组（genome）两个词的组合。蛋白质组是指一个基因组、一种细胞或组织、一种生物体所表达的全部蛋白质。蛋白质组学（proteomics）是以蛋白质组为研究对象的新的研究领域，其研究内容主要包括两方面：一是表达蛋白质组学，在整体水平上研究生物体蛋白质表达的变化；二是功能蛋白质组学，研究蛋白质的细胞定位、相互作用等，以揭示基因和蛋白质的功能，从而阐明疾病的分子机制。蛋白质组学技术已在对癌症、阿尔兹海默病等人类重大疾病的临床诊断、治疗和发病机制，以及新药物的开发等领域显示出十分诱人的应用前景。蛋白质组学研究必将成为 21 世纪生命科学研究的前沿和支柱。

2. 医学与众多学科融合发展为疾病诊断和治疗带来新突破

自 20 世纪 30 年代开始，物理学、化学的新概念和新方法被大量引入生物学和医学，使生物学和医学有了长足的进步和发展。医学从科技进步中获得了巨大的动力和长足的进步，并取得了辉煌的成就。21 世纪医学的发展依然取决于整个现代科学的发展，未来医学上突破性的进展，不仅取决于医学家的努力，还在很大程度上取决于数学、物理学、化学、计算机技术等的发展及其与生物医学的结合。医学广泛地与自然科学、社会科学、工程技术和信息技术等多学科交叉渗透，呈现高度综合的趋势，其交叉融合的结果将会产生一些新的学科及高新的疾病诊治技术。

在诊断方面，物理学与医学的交叉发展出现了分子影像技术，带来了人体活体观察的革命。医学分子影像学被美国医学会评为未来最具有发展潜力的 10 个医学科学前沿领域之一，被誉为 21 世纪的医学影像学，该研究是与生命科学交叉的研究方法和手段的突破与创新。只有在分子水平发现疾病，才能真正达到早

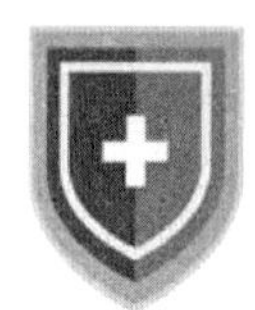

期诊断，克服“一症多病”和“一病多症”的临床难题，实现“预防为主、标本兼治”的目标。除了早期诊断，分子影像技术还可明确疾病的分期、分型，提示肿瘤的恶性程度和预后；各种内窥镜和导管技术等无创或低创性直视检查将深入到人体各个脏器和部分，获得精确的形态、功能和病理诊断；生物技术将提供多种多样的、敏感性和特异性都非常高的检测试剂，检测有关疾病的性质和程度；将来每个人特定的“信息卡”将可记载其一生的健康与疾病和全部相关的影像资料，对疾病的快速诊断提供帮助，并可进行网上和远程卫星会诊。

在治疗方面，到21世纪中叶，除了大脑之外，其他所有人体器官几乎都可以移植。免疫反应这一器官移植的最大难题将被克服，可以实现异种移植和自体体外培养移植，甚至可以培养出某些大脑组织，注入阿尔兹海默病患者体内，让其病情得到改善甚至康复。治疗学上的最大突破将是基因治疗的广泛应用。随着基因技术的进步，靶向药物引领下的“基因药物”的发展，不仅可以用相对简便的方法治疗众多基因缺陷和与之有关的疾病，而且可以设想通过基因的重组和修补，修改自己，特别是后代的基因，从而改善人体的性状，预防和治疗疾病。

3. 预防医学发展将促进卫生革命

21世纪，随着科技、经济、文化、社会的不断发展和人类对健康要求的增强，一方面，人类对自身认识的要求越来越迫切，对生存和生命的价值越来越重视，对卫生保健、心理素质的要求也越来越高；另一方面，生产力的高度发展，使得人类在征服自然取得巨大成功的同时，也带来了危及人类生存的后果，如环境污染、生态破坏等。工业化、城市化、人口老龄化进程的加快，使与生态环境、生活方式相关的卫生问题日益加重。此外，社会变动加快、社会文化变迁、社会关系变化、家庭结构改变、新技术革命成果大量引入医学领域等，均会带来许多新的社会卫生问题。

预防医学是从医学分化出来的一个独立学科群。它以人类为研究对象，应用生物医学、环境医学和社会医学的理论，研究疾病发生的分布规律以及影响健康的各种因素，制定预防措施和对策，以达到预防疾病、促进健康和提高生命质量的目的。在21世纪，预防医学将在分子生物学和生物技术等科学的促进下，产生出多种高效安全的疫苗和新的预防药物，结合环境保护意识的增强和人群自我保健能力的提高，为疾病的预防开创了新纪元，在保护人民健康、防治重大疾病、控制人口增长、提高人口健康素质、保护社会和自然环境、促进社会物质文

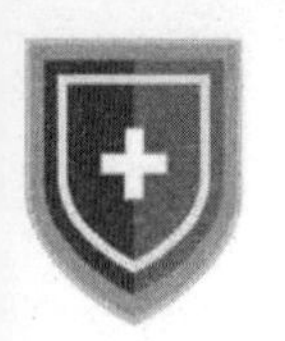

明和精神文明建设，以及保证经济、科技、文化、社会协调发展方面发挥巨大的作用。

第二节　基础医学的概念与研究内容

一、基础医学的概念

关于医学（medicine），英国《简明大不列颠百科全书》中对其的定义是“医学是研究如何维持健康及预防、减轻、治疗疾病的科学，以及为上述目的而采用的技术”。《中国百科大辞典》给出了这样的解释：“医学是认识、保持和增强人体健康，预防和治疗疾病，促进机体康复的科学知识体系和实践活动。”从以上的定义中，我们不难看出，医学的结构体系主要包括三大方面：基础医学、临床医学和预防医学。临床医学和预防医学属于应用医学，基础医学是与应用医学有关的各基础学科的总称。目前，还有学者在基础医学和应用医学的基础上，提出了理论医学的概念，主要指医学社会学、医学伦理学、医患关系学等人文学科。这一概念的提出，充分表明了医学的双重属性，即医学既是自然科学，也是社会科学。

二、基础医学的研究内容

基础医学是人类在认识自身及与疾病斗争的过程中产生的重要学科群之一，以正常人体及作用于人体的生物、药物为研究对象，主要研究人体的正常结构与功能、遗传与发育，以及各种因素对机体的影响，探究疾病的发生、发展与转归的规律，并寻求有效的诊断与治疗方法。

基础医学历经 16 世纪解剖学、17 世纪生理学、18 世纪病理解剖学、19 世纪细胞学和细菌学的发展，如今已经成为一个拥有众多学科的庞大知识体系。根据研究内容和性质的不同，基础医学可分为形态学科、机能学科和病原生物学科

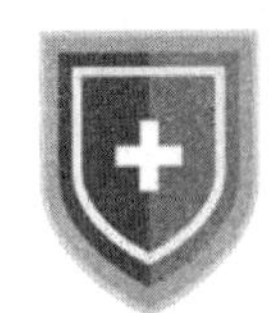

三个学科群。其中，描述人体形态和器官构造并研究其规律的学科属于形态学科，主要包括人体解剖学、组织学与胚胎学、病理学等；通过研究机体的各种不同功能来揭示生命活动规律的学科是功能学科，包括生理学、生物化学与分子生物学、病理生理学和药理学等；从疾病的生物学原因进行基础研究的学科称为病原生物学，主要有微生物学和寄生虫学等。

基础医学各学科之间有着广泛的联系和融合，如病理学（又称病理解剖学）和病理生理学，其研究对象都是患病机体，主要任务都是揭示疾病发生、发展和转归的规律，但前者主要从形态学改变的角度来认识疾病，而后者主要从机体功能和代谢变化的角度来揭示疾病。生物化学与分子生物学的知识主要来自于生物学、遗传学和有机化学，但随着自身的发展，其理论和技术又广泛渗透到医学的其他学科，产生了分子病理学、分子药理学、分子免疫学等新型学科。由此可见，在进行学科分类的过程中，不能把各学科完全隔离开来，孤立地、片面地去认识它们，而应该把它们有机地结合起来。

医学是一门实践性很强的学科，实验是基础医学非常重要的组成部分。基础医学实验包括形态学实验、机能学实验（机能实验学）、生物化学与分子生物学实验、免疫学实验，以及病原生物学实验等。传统的基础医学实验多与理论课同步，以验证理论知识为主要目的，如形态学的普通光学显微镜技术，机能学的实验动物基本操作技术，生物化学的电泳、层析和分光分析技术等，它们对于医学生基础医学知识的掌握起到了重要的作用。近年来，随着实验技术和方法的革新，基础医学实验课程中不断地推出综合性实验、创新性实验、研究性实验，以及独立开设的实验课程，这些实验的开设可以大大提高学生的实践动手能力和创新思维能力。

传统的基础研究和医学应用存在着一系列的障碍，双方缺乏沟通，导致虽然基础医学研究成果层出不穷，却无法满足临床对疾病防治的需求。在此背景下，转化医学的概念被提出，旨在打破基础医学与临床医学、预防医学、康复医学和药品研发等应用医学的固有屏障，在基础医学研究者和临床卫生工作者之间架起一座有效联系的桥梁，从而缩短从实验室到病床边及从病床边到实验室的双向循环过程。

转化医学可以将基础医学的研究成果迅速转化为临床诊疗手段、疾病防控方案和药物研发产品，使广大民众能直接快速地享受到科学进步的成果，从而推动

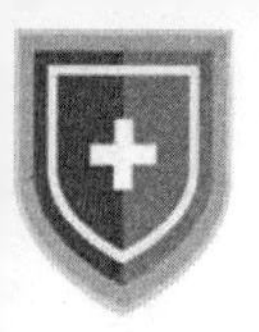

医学全面、持续地发展。目前，转化医学的意义和价值已引起世界各国的高度重视并催生战略行动。在我国，转化医学虽尚处于起步阶段，但发展很快，全国一些院校和科研单位都相继成立了转化医学研究中心。此外，很多企业也加大了在转化医学方面的投入。

第三节 临床医学的概念、特征与工作任务

一、临床医学的概念

临床医学是研究疾病的病因、诊断、防治和预后，提高临床治疗水平，促进人体健康的科学。根据患者的临床表现，从整体出发，结合研究疾病的病因、发病机理和病理过程、检查结果等进而确定诊断，通过预防和治疗，以最大程度减少疾病、减轻患者痛苦、恢复患者健康、保护劳动力。临床医学是直接面对疾病、患者，对患者直接实施治疗的科学。它主要培养的是临床医生。临床医学研究的范畴包括内科学、外科学、妇产科学、儿科学、口腔及眼耳鼻喉科学等。在现代医学的结构与体系中，临床医学被归进应用医学范畴。

二、临床医学的特征

（一）临床医学研究对象的复杂性

医学研究的对象是人，人有生物属性和社会属性。人类漫长的历史告诉我们，医学是在人类长期的生产劳动中、在与自然环境和疾病的斗争中产生和发展起来的。可以说，自从有了人类，就有了医疗保健活动，它从一开始就是以人为对象，围绕人的健康与疾病进行的。人的生物学属性是指人具有生物机体所固有的自然倾向和本能。人是动物，作为生物机体的人，首先是自然的产物。生命的存在，必然受生物自然规律的制约。人具有生物所具有的一切生物学特征，如新

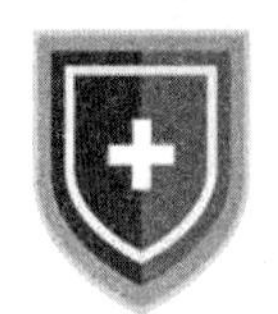

陈代谢、满足生理需要的欲望、防卫本能等。人的社会属性是人的自然属性向高级发展的产物，是生物进化的必然产物，人非禽兽，成为万物之灵，是因为人具有动物所没有的社会属性。人类社会使人的自然属性和社会属性统一起来，因此，可以说人是自然和社会的统一体。由于医学研究对象——人和疾病的复杂性，临床医学实践起来必然面临许多难题。

（二）临床医学的应用性

应用医学是指一切应用基础医学的理论知识和医药工程技术，以及前人实践经验来研究正常人群、患者或特定人群，维护和促进人类健康、预防和治疗疾病，使机体康复的一类学科群。它在整个现代医学体系中居于中心地位。它包括临床医学、预防医学、康复医学和特种医学，临床医学又涵盖临床诊断学科和临床治疗学科。在现代医学的结构与体系中，把临床医学归入应用医学范畴，是因为临床医学需要在基础医学所取得的知识基础上诊治患者，是直接面对疾病、患者，对患者实施诊断、治疗的科学。但同一般的应用科学相比，临床医学的活动并不局限于对已知理论的应用上，它的研究对象的未知因果相当多。

（三）临床医学的专业性

随着基础医学发展的不断进步，基础医学的众多学科日益深入地阐明了各种疾病的发病机制和病理生理改变。为了提高临床医学诊断、治疗和研究的水平，现代临床医学专业分科越来越细，如在原有内科、外科、妇产科、儿科的基础上又细分为神经科、精神科、心内科、肾病科、内分泌科、消化科、呼吸科、普外科、泌尿外科、矫形外科、胸心外科、神经外科、创伤科、肿瘤科、传染病科、新生儿科、老年病科、放射科、急症医学科和重症监护学科等学科和专业。

（四）临床医学的实践性

临床医学是一门实践性很强的学科，除了要求具有扎实的理论基础之外，还必须具有丰富的临床实践能力。临床思维是分析、综合、比较、概括的结合，其高级阶段是临床创造性思维，是临床能力的核心。临床思维和临床动手能力的培养是临床医学的重点内容。临床工作实际上是一个不断发现问题、分析问题和解决问题的过程，因此必须要求临床医学的学生积极主动并且刻苦地学习。在进行

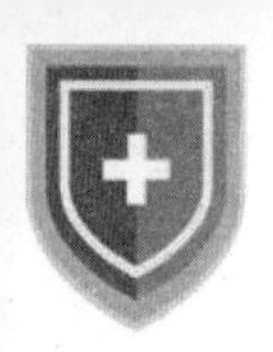

临床教学时，教师应该以问题为中心，运用启发式和参与式的教学方法启发学生的思维。学生在日常临床工作中要勤观察、勤动手、勤思考，调动学习的积极性和主动性，激发求知欲望，对疾病从表面现象到本质进行分析研究，从而提出问题，并进行反复推敲，最终形成正确的临床思维方式。在分析问题的过程中，学生要积极查阅文献，进行讨论，将临床与病理学、生理生化学等基础知识结合起来，综合分析，注重临床工作经验的积累和总结，以便将来更好地为患者服务。

（五）临床医学的前瞻性和探索性

医学的研究对象是自然界最高级的生物——人，而人的生命活动要受到各种自然因素和社会因素的综合影响，其复杂性大大超过其他自然科学。近代医学与自然科学同步发展，但由于研究对象的难度大，生命科学的未知领域要比其他自然科学多得多。对于疾病的认识，至今仍在陆续发现新的未知的疾病，即使对于已知的疾病，许多方面的认识也还有待于深化。然而，疾病总是要治的，患者要来求医，不管医生是否已认识他的疾病。临床医学也不能等待基础医学把未知因素全部弄清后再去治病，必须努力减少这些未知因素的影响，尽可能达到治病救人的目的。即使基础理论尚不清楚，也要试探或凭经验去解决实践中存在的问题，这种实践我们不妨称之为"探索性治疗"。在这种实践中发展起来的临床医学在其历史上和认识上都早于基础医学。事实上，医学中重大的问题往往首先是由临床医学提出来的，这是它同其他应用科学显著的区别之一。回顾医学史我们可以看到，大多数疾病都是由临床医学发现的，一切疾病在人体上的表现及其变化规律，即临床表现、临床特点主要靠临床医生来确认，即使在基础医学研究已取得巨大成就的今天也不例外。在临床上首先发现了新的疾患，确定了它们是未知的特殊的病种，再由基础医学或其他学科深入研究其本质。而人们对疾病的临床表现的认识，也总是先于对疾病的病因、发病机制等基础医学的认识。

值得注意的是，临床医疗中已经发现的许多疾病表现的规律，至今还未得到基础医学的解释，医学对这类临床上无法用已有的知识解释的现象进行探究，往往能导致理论上新的发现。将来随着科学技术的进步，人类将会接触到各种新的物质，或受新的社会生活环境（如紧张的工作压力、快节奏的生活、电磁辐射、气候变化、不良的生活方式等）的影响，这些因素可能对人的健康产生什么影响尚难以预料。因此，临床医学发现新疾病的功能面临新的挑战。

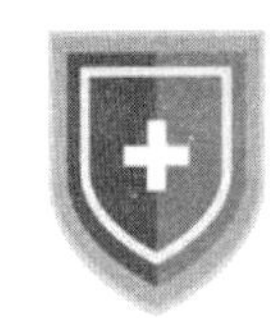

由此可见，临床医学的性质既属于应用科学，又不是单纯的应用科学，它在疾病的科学发现中起着重要的作用。这样，从事临床工作的医生就不应把自己的工作视为简单的重复性劳动，而应看到自己所肩负的科学发现的责任，应该使自己在应用已知理论治病救人的同时，不放过一切科学发现的机会，做探索未知世界的先锋。

三、临床医学的工作任务

临床医学的基本任务是应用医学方面的基础理论、基本知识和基本技能，对人类面临的疾病进行诊断、治疗、康复和预防。临床医学的研究对象是活着的患者，这一对象的复杂性使得这一领域内存在相当多的未知因素，同时，这一对象还具有不可伤害性。临床医学的目的是保护人的健康，因此，医生虽然可以应用基础医学实验中取得的知识判断患者体内的变化，却常常不能违背不可伤害患者这一至高无上的原则去直接验证自己的认识。这就使得临床医学需要发展一些特殊的方法，来达到治病救人的目的。

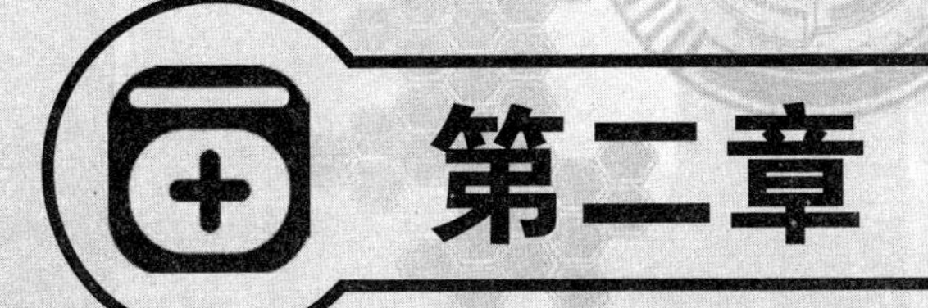

第二章

公共卫生与预防医学概论

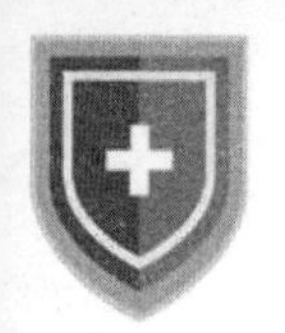

第一节　公共卫生与预防医学概述

医学是研究人体正常和异常的生命过程，以及同疾病作斗争、增进健康的科学知识体系与实践活动。随着科学技术发展和社会进步，人们对医疗卫生服务的需求已经不是有病就医，而是健康长寿。世界卫生组织将健康定义为身体上、精神上和社会适应上的完好状态。随着健康观念的转变，医学科学的目标已经从减轻病人的痛苦与恢复健康扩展到维护健康，进而发展到促进健康。医学模式已经从生物医学模式向生物—心理—社会医学模式转变，现代医学模式强调影响健康有多因素，特别是社会心理因素。

医学学科主要是由基础医学、临床医学、公共卫生与预防医学等一级学科组成，每个一级学科具有自己的研究对象和工作任务。基础医学是用微观方法研究人体组织结构、生理、生化机制，为疾病诊治和健康促进提供基础资料；临床医学是面对患者进行病因诊断、治疗、个人预防和康复的学科，受益对象仅仅是个人；公共卫生与预防医学的研究对象主要是群体，其研究内容概括了自然环境和社会环境对人群健康危害的各个方面，利用三级预防措施使全人群受益。如针对糖尿病的研究，基础医学主要研究糖尿病发病机制，临床医学重点关注其诊断、治疗，公共卫生则研究糖尿病病因、疾病分布、早期诊断指标、健康教育、病人自我管理及人群行为干预等。公共卫生与预防医学是随着人类健康概念和医学模式发展而产生的医学一级学科，该学科以生物—心理—社会医学模式为指导，以三级预防措施为原则，利用各个学科知识、方法，达到改善和促进人群健康的目的。

一、公共卫生与预防医学的概念

公共卫生与预防医学的概念经历了漫长的历史演进过程，人们对公共卫生的理解也在不断变化和日益深入。人类在为适应环境而生存，为生存而与疾病斗争

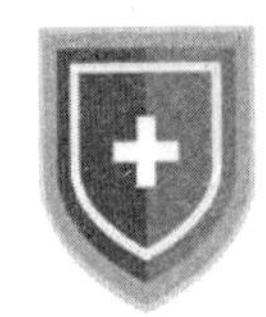

的过程中，逐步认识到人类的疾病与环境有着密切关系。早期“公共卫生”的概念主要表现为卫生学。卫生学是研究疾病与环境的关系的学科，阐明环境因素对人体健康影响的规律，提出改善环境和利用环境因素的卫生要求，以达到预防疾病、促进健康和提高生命质量的目的。卫生学主要强调自然环境因素对健康的影响，以环境卫生、职业卫生、营养与食品卫生、儿童少年卫生、放射卫生等为主要研究领域。

根据现代医学模式和现代健康观念，从自然环境到社会环境、从生物因素到社会心理因素、从宏观解剖生理到微观的细胞分子水平，全方位关注健康和健康影响因素成为共识，仅仅关注自然环境与健康关系已经不能满足公共卫生需求。在此基础上，预防医学概念替代了早期卫生学概念。预防医学是研究社会人群健康和疾病发生、发展、转归的本质与规律，探讨内外环境和社会活动对人类健康和疾病的影响，制定预防、控制、消灭疾病发生和流行的对策，着眼于优化和改善人类生存环境，创造和维护有利于人类身心健康的最佳劳动和生活条件，保护劳动力、增进人类健康、提高人类生命价值的科学和技术。自从“预防医学”的概念引进到我国，众多的学者将其和公共卫生完全视同一体。预防医学作为医学的一个分支，致力于促进健康、预防疾病和过早的劳动力丧失，促进健康活动可以在个体、社区和全人群水平进行。预防医学要求的能力不仅包括生物统计学、流行病学、管理学（包括卫生项目的计划、组织、管理、预算和评估）、环境卫生，同时要求能够理解和应用社会与行为因素、营养与食品、工作环境中的危险因素对健康和疾病的影响，而且还能够将一级预防、二级预防、三级预防的方法应用于医学。

随着改革开放和社会经济发展，我国疾病模式逐渐从以传染病为主的模式转变为传染病与慢性非传染性疾病共存的模式。这在客观上要求医疗卫生的研究、人才培养和工作能够适应疾病模式转变，在更宽、更广的范围内运用最少的卫生资源，采取最佳的组织模式，最大化地预防疾病，促进人类健康。新的疾病预防控制和健康促进任务，仅仅依靠医疗卫生部门已经无法解决问题。实践证明，预防控制疾病与伤残、改善与健康相关的自然和社会环境、提高医疗卫生服务水平、培养公众健康素养等工作任务，需要政府主导、多部门合作，以及公众广泛参与。公共卫生概念逐渐被世界广为认可。

公共卫生就是组织社会共同努力，改善环境卫生条件，预防控制传染病和其

他疾病流行，培养良好卫生习惯和文明生活方式，提供医疗卫生服务，达到预防疾病、促进健康的目的。公共卫生的目的不仅是预防疾病，而且还要进一步促进人类的健康，并且维护与促进健康的活动是有组织的。因此，为了实现这一目的的所有活动都属于公共卫生范畴。

二、对公共卫生与预防医学概念的正确理解

根据公共卫生概念，我们可以认为公共卫生是社会问题，公共卫生的核心是公众的健康，公共卫生服务于社会全体成员，公共卫生的实质是公共政策，公共卫生实践需要循证。

（1）公共卫生是社会问题。从以上几个有代表性的公共卫生定义可以看出，虽然公共卫生一直被人们理解为医学科学的分支之一，但是公共卫生本身所具有的意义已超出了医学科学范畴，而且有极为重要的社会学意义——公共卫生是体现社会发展的一个重要指标。从严格意义上说，公共卫生其实是政府的一个职能，它主要涉及与公众有关的健康问题，如疾病预防、健康促进、提高生命力。其主要目的是在政府的领导下组织社会共同努力，保护和促进人民群众健康。公共卫生是社会公共服务的重要组成部分，公共卫生服务对于实现经济和社会的协调发展具有重要的作用。

（2）公共卫生的核心是公众的健康，如疾病预防、健康促进、提高生命质量。随着社会经济的不断发展，它的范围也越来越广，但是核心问题还是公众的健康问题。健康是人世间最宝贵的财富，健康是人类最基本的权利，健康是生存最重要的前提。没有健康，我们将一事无成。保护和促进健康，不仅是卫生事业的根本任务，也是国家和世界发展的重要社会指标。公共卫生工作的使命就是通过对疾病、伤害和残疾等公共卫生问题的预防控制，确保经济发展、社会进步及国家安全，促进人类健康，提高生活质量。

（3）公共卫生服务于社会全体成员。公共卫生不同于个人卫生，也不等同于个人卫生总和。公共卫生的最终目的是通过有组织的社会努力改善环境卫生、控制疾病、开展健康教育，保障每个社会成员个人卫生。它不像个人卫生那样只涉及某个人，而是涉及社会全体成员。公共卫生和医疗保健共同服务于人类的健康，但医疗保健服务的对象是个体（患者），公共卫生则服务于全体社会成员。在实践中，医疗保健更多的是针对疾病本身，而公共卫生主要是为人们提供卫生

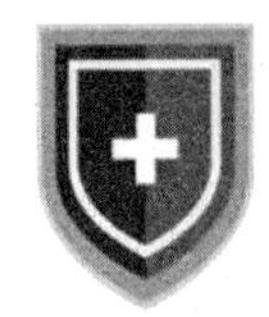

服务（如传染病的防治），逐步促进人们健康行为的改变，不断完善健康环境，其范围从传染病防治到社区卫生，几乎覆盖了我们生活中的每一个方面。

（4）公共卫生的实质是公共政策。这就是根本上与具有公共权力和权威的政府直接相关，也需要由政府建立健全公共卫生体系，制定公共卫生政策，颁布公共卫生法律。从历史上来看，公共卫生的发展自始至终离不开政府的介入。政府之所以愿意介入公共卫生，一方面，是公众对健康的需求不断提升，政府为提高其合法性，必须对公共健康不断供给；另一方面，也因为公共健康作为一项重大的公共政策提高了国家控制社会的能力。卫生政策实质上是一项公共政策，涉及全体社会成员。在有限的资源条件下，公共政策的趋向和政府作用就是改善公平、提高效率、促进发展。具体就公共政策而言，是要通过制定和实施旨在投资于人民健康的基本公共卫生服务政策，使有限的卫生资源得到充分利用，促进人类健康发展，保障人类健康安全，缩小健康差距，消除健康贫穷。

（5）公共卫生实践需要循证。近些年来，公共卫生工作者也逐渐意识到利用循证医学的思想解决工作中存在的问题的必要性。人类的健康受到众多因素的影响。从宏观的自然生态系统和复杂的社会经济环境，到个体微观的庞大的基因体系，复杂的病因网络使公共卫生干预活动几乎无从下手。在卫生资源越来越紧张的情况下，如何利用有限的资源提供最佳的服务，是决策者必须考虑的问题。只有以科学证据为基础、综合考虑资源和价值的情况下进行的决策，才能达到这样的目的。为此，越来越多的人意识到，公共卫生实践同样需要循证。当然，公共卫生领域中的循证实践过程不能完全套用循证医学的那一套理论。与针对患者个体的临床干预相比，公共卫生干预倾向更加复杂和有计划性，并且受干预实施的具体环境、背景的影响。用来评价其干预效果的证据必须足够全面，能够涵盖这些复杂性。

三、医学（医疗服务）、预防医学和公共卫生的联系与区别

公共卫生是医疗服务的基础，医疗服务是公共卫生的延伸。公共卫生体系包括传染性疾病、非传染性疾病、职业病等疾病诊治，以及公共卫生突发事件的医疗救助。医疗服务和公共卫生是两种完全不同的经济物品，服从完全不同的经济规律，应该区别对待，具有公共性质的只是公共卫生服务，医疗服务最好由市场供应，而公共卫生必须由政府主导。公共卫生服务是一种成本低、效果好的服

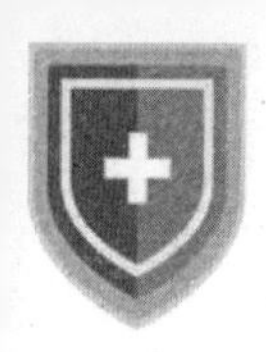

务，但又是一种社会效益回报周期相对较长的服务。单纯依靠市场或社会力量提供显然达不到目标，因此，世界各国都采取政府为主要力量投入的方式。

公共卫生既是一个概念，也是一种社会组织、专业学科、技术和实践形式。它包含广泛的服务、组织、专业团队、行业和非技术职业。它是一种思维方式、一系列学科、一种社会组织和实践方式。公共卫生专业体系正在不断扩大，要求其从业人员的专业知识和技能不断提升。公共卫生学科主要包括流行病学、社会医学（健康行为）、卫生服务管理、生物统计学、环境健康学、环境卫生、健康促进和健康教育等；医学的专业主要包括内科学、外科学、预防医学、儿科学、妇产科学和放射学等。因此，医学和公共卫生有着定的联系和区别，公共卫生的实践由医生和其他专业人员协同实施。实际上，在美国，公共卫生更多的是由护士、环保人士、流行病学和健康教育工作者实施，而不是医生。而医学，通常被定义为与照料患者相关的行业，从业人员包括专业技术人员、民间医生和家庭成员。医学是一个广泛的人类活动领域。医学的最高原则是维持健康和预防疾病。但是，在现代发达国家，医学压倒性地致力于疾病治疗。

预防医学作为医学的分支，主要服务于公共卫生。预防医学致力于健康促进，预防疾病和过早的劳动力丧失。健康促进活动可以在个体、社区和全人群水平进行。预防医学要求的能力包括生物统计学、流行病学、管理学（包括卫生项目的计划、组织、管理、预算和评估），环境卫生，同时要求能够理解和应用社会与行为因素、营养与食品、工作环境中的危险因素对健康和疾病的影响，能够将一级预防、二级预防、三级预防的方法应用于医学。因此，预防医学是包含了公共卫生知识和医学技能的一个专科，从事预防医学实践的人必定是医生。预防医学是医学和公共卫生的交集。主要的不同在于：公共卫生从业人员包括了大量的非医生，同时当医生从事预防医学实践时，通常发现他们自己在公共卫生体系中处于领导和权威位置，并承担相应的责任。

许多人认为，医学和公共卫生难以区分，医学主要应用于个体患者的疾病诊断和治疗，公共卫生通常通过健康改善、健康维护、卫生服务达到促进人群健康、提高生活质量的目标。预防医学作为医学的分支，在医学和公共卫生之间起到了桥梁作用，通过预防医学工作者的工作，确保个体、群体和社区健康促进和疾病预防。

公共卫生与预防医学并非同一概念，尽管两者的目标是保证人民健康，两者

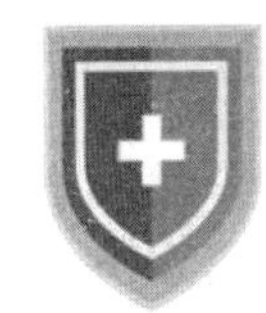

的工作对象主要是群体，在工作内容上有难以分割的部分，但两者的思维角度、研究方法和工作职能存在一定差距。预防医学是研究社会人群健康和疾病发生、发展、转归的本质与规律，探讨内外环境以及社会活动对人类健康和疾病的影响，制定预防、控制、消灭疾病发生和流行的对策，着眼于优化和改善人类生存环境，创造和维护有利于人类身心健康的最佳劳动和生活条件，保护劳动力，促进人类健康，提高人类生命价值的科学和技术。公共卫生也指公众卫生，它涵盖疾病预防、健康促进、提高生命质量等所有和公众健康有关的内容。它从以患者为中心的临床医学，发展到以群体为中心的社区医学，具有以人为本、以全体人群为对象、以社区为基础、以政策为手段、以健康促进为先导的特点，已演变为一种社会管理职能，严格来说，它已不属于医学范畴。而预防医学是医学的一个分支，不管预防医学的外延多么广阔，社会性多么强，其本质仍属于医学。公共卫生侧重于宏观调控，其工作职能除了疾病控制、环境污染对人体健康影响的控制等与预防医学相重合的部分外，主要是以卫生政策、卫生规划、卫生管理、卫生监督、卫生法规、卫生经济、卫生统计、卫生工程等宏观调控方法为主。而预防医学侧重微观调控和监测，其内容侧重于探究群体疾病病因，防治疾病流行，研究预防疾病的对策，提出具体的保健措施，它既包括群体预防，也包括个体预防，外延虽然很大却都属于医学范畴。

四、公共卫生与预防医学的研究对象

公共卫生与预防医学关注环境与健康的关系，以影响健康的各种环境因素为研究对象，具体包括：①自身的遗传环境：从分子水平可以研究人体对各种环境危害因素的易感基因。②生活环境：人类居住环境、饮水、食物、学校环境等生活环境中可能存在有利或有害因素，如室内装修环境中的甲醛、不清洁的饮用水、食品中的有机磷超标、学校教室采光不足等均可危害人体健康。③职业环境：长期暴露于生产性噪声、粉尘、有机溶剂等理化因素可导致作业人员职业性病损，包括与工作有关的疾病和职业病。④心理因素：不良心理因素可以导致个体免疫机制受损，进而出现各种心身疾病。⑤社会环境：主要为各种人群的社会支持性环境，包括影响健康的客观支持和主观支持，以及人们对社会支持的利用能力。公共卫生与预防医学学科采用医学、社会学、管理学等学科知识和技能，通过社区组织动员，最大限度地利用各种社会资源，改善人类自然环境和社会环

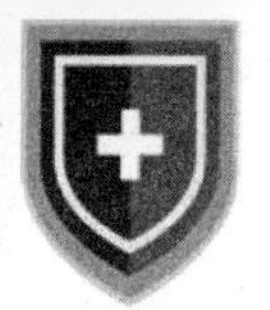

境，实现健康维护、健康改善、卫生服务等公共卫生职能。

第二节　公共卫生与预防医学的特征

公共卫生的七大特征分别为社会公正、政治内涵、动态扩展的需求、与政府的密切关系、科学性、预防第一、多学科和学科交叉。

一、社会公正

社会公正是公共卫生的基础和出发点，决定社会的每个成员如何分享其应得的社会利益，承担其应担负的社会责任。每个社会成员分享的社会利益可以包括幸福、收入、社会地位等，其应该承担的社会负担可以包括对个人行为的限制和向政府纳税等。公正决定了在社会利益和社会负担分配时的公平性。现代公正的主要两种形式是市场公正和社会公正。市场公正强调个人的责任是社会利益和负担分配的基础。除了尊重他人的基本权利之外，每个人主要是对自己的行为负责，对集体不承担任何义务。个人的权利是至高无上的，对集体的义务无足轻重。从健康的角度来说，市场公正认为健康是个人的事，社会除了解决个人不能解决的健康问题之外，保护和促进健康完全是每个社会成员自己的事。社会公正认为，许多重要的社会因素影响社会利益和社会负担的分配，如社会等级、遗传、种族等。要消除这些因素的影响需要集体行动，但集体行动通常又被认为会增加社会负担。根据社会公正的原则，公共卫生应该为社会上所有的人提供潜在的生物医学和行为科学的利益，保护和促进所有人的健康。当疾病的负担在人群中分布不均匀时更应如此。很显然，许多现代公共卫生问题对某些人群的影响不成比例地大于其他人群。因此，当需要采取集体行动来解决这些问题时，受疾病影响少的人群要承担较多的社会负担，获取较少的社会利益。当必须采取的集体行动不能落实时，重要的公共政策问题就不能解决，最终只会使社会负担加大，影响整个人群。例如艾滋病，如果公共卫生对客观存在的社会歧视视而不见，一

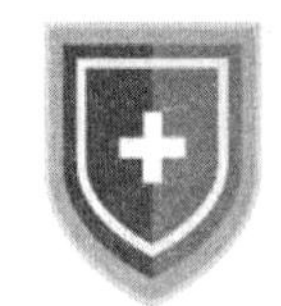

定要收集艾滋病病毒感染者的姓名资料，结果将是许多感染者想方设法不报告感染状态，或者可能感染者不接受艾滋病病毒检验。这时，公共卫生用于防治艾滋病的最基本信息也收集不全。因此，公共卫生作为一种社会事业，必须从社会公正出发，面对现实。

二、政治内涵

公共卫生的社会公正理念决定了公共卫生与政治千丝万缕的关系。艾滋病流行显示了个人自由和公众健康之间的冲突。在美国，保护个人自由和民权有悠久的传统，政治决定了政府会采取什么行动来平衡这些传统。公共卫生并非仅靠科学就行，还要取决于政治对价值和伦理道德的选择。政治决定了公共卫生如何应用科学，既保障人民的健康，又保护人民的基本权利。

三、动态扩展的需求

公共卫生的第三个特征是专业的动态扩展。例如，1950 年，我国公共卫生的主要问题是传染病；1980 年以后，慢性病的防治成为公共卫生的重要议题；20 世纪初出现的“非典”危机和禽流感流行，又一次改变了公共卫生的重点。

四、与政府的密切关系

公共卫生与政府的密切关系不言而喻。尽管公共卫生活动远不止于政府公共卫生机构的活动，但大多数人认为公共卫生就是政府的事。政府的确也在公共卫生领域发挥了不可替代的作用。政府保证了社会必需的基本公共卫生服务，只有政府才能制定和执行公共卫生法规。

五、科学性

科学性使公共卫生有别于其他各种社会活动。例如，公共卫生依靠流行病学阐明了艾滋病的基本特性，发现了艾滋病的传播规律；依靠基础医学学科，特别是病毒学和免疫学，确定了艾滋病的传染病原体，搞清楚了发病机制和病理变化，开发出筛选血液病毒感染的方法，找到了抑制艾滋病病毒的药物；依靠生物统计学，公共卫生设计临床试验来检验新药和疫苗的效果；依靠行为科学家，公共卫生试图说服人们避免进行各种传播病毒的危险行为。

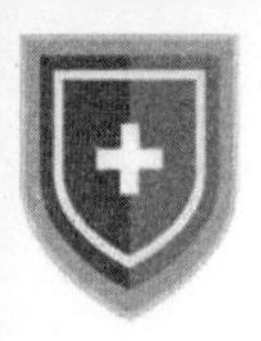

六、预防第一

如果必须用一个词来表达公共卫生，大部分人会想到“预防”二字。“预防第一”是中国政府一贯坚持的公共卫生指导原则。预防的特点是在事件发生之前采取行动减少其发生的可能性，或减少事件发生带来的危害。如果目标明确的话，预防容易被理解和重视。然而，公共卫生的预防努力常常缺乏明确的目标和范围。公共卫生的成功是一些看不到的结果，很难让人理解其价值。公共卫生的预防缺乏明确范围的一个原因来自于公共卫生的多学科性。当没有一个主要的学科起主要作用时，要理解公共卫生工作的重要性和价值就更困难。例如，对青少年吸烟的预防涉及健康教育、流行病学、法律学、妇幼卫生、传播学、心理学等。谁发挥主要作用，效果和价值如何，很难被普通人理解。

七、多学科和学科交叉

连接公共卫生各学科的既不是相同的教育训练背景，也不是类似的工作经验。需要应用不同的学科知识、技术和方法来达到想要达到的目标，才是连接公共卫生不同学科的原因。公共卫生专业人员包括来自医学、管理学、护理学、流行病学、社会学、心理学、人类学、营养学、统计学、卫生工程学、法学、政治学、新闻传播学、老年病学，以及其他许多专业的人员，为的是一个共同的目标：解决公共卫生问题。公共卫生的这个人力资源特点决定了公共卫生的战略战术十分倚重于合作和伙伴关系。公共卫生人员的多学科和学科交叉特点有时令人怀疑公共卫生究竟是不是一个专业，从许多方面来看，把公共卫生看成一个事业的确比看成一个专业更合适。

现代公共卫生理论和实践的五个核心内容包括：①政府应担负起对整个卫生系统的领导作用，忽视了这一点将无法实现全人群的健康改善，卫生部门只会继续按生物医学模式关注与卫生保健有关的近端问题；②所有部门必须协作行动，忽视这一点只会恶化健康的不平等现象，而政府领导是协作行动、促进全人群健康的核心保障；③用多学科的方法理解和研究所有的健康决定因素，用适当的方法回答适当的问题，为决策提供科学依据；④理解卫生政策发展和实施过程中的政治本质，整合公共卫生科学与政府领导和全民参与；⑤与服务的人群建立伙伴关系，使有效的卫生政策能够得到长期的社区和政治支持。

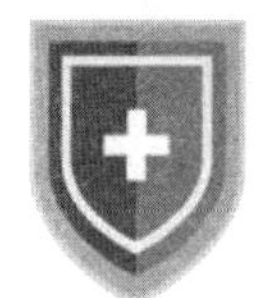

下面对现代公共卫生的理论和实践特征进行总结。公共卫生是以持久的全人群健康改善为目标的集体行动。这个定义尽管简短，但是充分反映了现代公共卫生的特点：①需要集体的、合作的、有组织的行动；②可持续性，即需要可持久的政策；③目标是全人群的健康改善，减少健康的不平等。

第三节 公共卫生与预防医学的职能

公共卫生与预防医学的基本职能或核心职能指的是消除影响健康的决定因素，预防和控制疾病，预防伤害，保护和促进人群健康，实现健康公平性的一组活动。公共卫生基本职能涉及的活动不仅限于国家卫生健康委员会管辖的公共卫生领域，很多活动还需要政府的其他部门及非政府组织、私营机构等来参与或实施。公共卫生基本职能属于公共产品，政府有责任保证这些公共产品的提供，但不一定承担全部职能的履行和投资责任。但是，由于公共产品的特性，私营机构和个体可能不愿意为公共卫生服务付费，因此，政府还是需要投资大部分的基本公共卫生职能，或者至少要保证这些职能能够获得足够的社会资金。尽管公共卫生基本职能的范畴远远超出了国家卫生健康委员会的管辖范围，但是在职能的履行过程中国家卫生健康委员会应该发挥主导作用。国家卫生健康委员会负责收集和分析本部门及其他部门、民间社团、私人机构等的信息，向政府提供与人群健康相关的、涉及国家利益的综合信息；国家卫生健康委员会是政府就卫生问题的决策顾问，负责评价公共卫生基本职能的履行情况，向其他部门负责的公共卫生相关活动提供必要的信息和技术支持，或展开合作，负责健康保护的执法监督活动。

美国医学研究所和美国卫生及公共服务部制定了卫生服务十项基本内容，被认为是公共卫生实践的核心内容。包括：①通过监测健康状况，找出社区健康问题；②诊断和调查社区中的健康问题和健康危害；③通报、教育，增强人们对健康问题的应对能力；④动员社区合作伙伴找出和解决健康问题；⑤制定支持个人

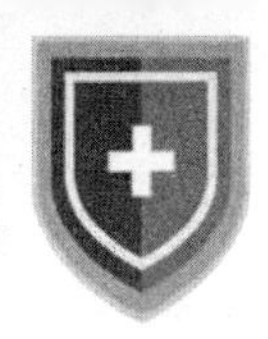

和社区为促进健康而努力的政策和规划；⑥切实执行为保护健康和确保安全而制定的法律法规；⑦加强人们与必需的个人卫生服务之间的联系，并确保这种基本卫生服务的可及性；⑧确保有一支称职的公共卫生和个人卫生保健的工作人员队伍；⑨评估个人和群体健康服务的效果、可及性和质量；⑩研究发现解决健康问题的新方法和新思路。为了能够提供这些领域广泛的服务，公共卫生部门要求从业人员来自多种专业。

结合我国的现状，公共卫生体系履行的基本职能主要涉及三大类的卫生服务：①人群为基础的公共卫生服务，如虫媒控制、人群为基础的健康教育活动等。②个体预防服务，如免疫接种、婚前和孕产期保健。③具有公共卫生学意义的疾病的个体治疗服务，如治疗肺结核和性传播疾病等，可减少传染源，属于疾病预防控制策略之一；再比如，治疗儿童腹泻、急性呼吸道感染、急性营养不良症等。在此基础上，我国现代公共卫生体系的基本职能包括以下 10 个方面：

（1）监测人群健康相关状况：①连续地收集、整理与分析、利用、报告与反馈、交流和发布与人群健康相关的信息。②建立并定期更新人群健康档案，编撰卫生年鉴。其中与人群健康相关的信息包括：A. 人口、社会、经济学等信息；B. 人群健康水平，如营养膳食水平、生长发育水平等；C. 疾病或健康问题，如传染病和寄生虫病、地方病、母亲和围产期疾病、营养缺乏疾病、非传染性疾病、伤害、心理疾患，以及突发公共卫生事件等；D. 疾病或健康相关因素，如生物、环境、职业、放射、食物、行为、心理、社会、健康相关产品等；E. 公共卫生服务的提供，如免疫接种、农村改水改厕、健康教育、妇幼保健等，以及人群对公共卫生服务的需要和利用情况；F. 公共卫生资源，如经费、人力、机构、设施等；G. 公共卫生相关的科研和培训信息。

（2）疾病或健康危害事件的预防和控制：①对正在发生的疾病流行或人群健康危害事件，如传染病流行、新发疾病的出现、慢性病流行、伤害事件的发生、环境污染、自然灾害的发生、化学物理辐射和生物危险物暴露、突发公共卫生事件等，开展流行病学调查，采取预防和控制措施，对有公共卫生学意义的疾病开展病例发现、诊断和治疗；②对可能发生的突发公共卫生事件做好应急准备，包括应急预案和常规储备；③对有明确病因或危险因素或具备特异预防手段的疾病实施健康保护措施，如免疫接种、饮水加氟、食盐加碘、职业防护、婚前和孕产期保健等。

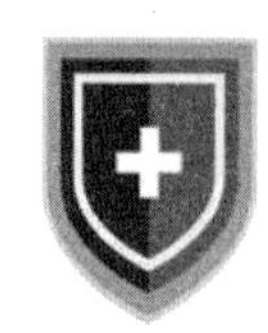

（3）发展健康的公共政策和规划：①发展和适时更新健康的公共政策、法律、行政法规、部门规章、卫生标准等，指导公共卫生实践，支持个体和社区的健康行动，实现健康和公共卫生服务的公平性；②发展和适时更新卫生规划，制定适宜的健康目标和可测量的指标，跟踪目标实现进程，实现连续的健康改善；③多部门协调，保证公共政策的统一性；④全面发展公共卫生领导力。

（4）执行公共政策、法律、行政法规、部门规章和卫生标准：①全面执行公共政策、法律、行政法规、部门规章、卫生标准等；②依法进行卫生行政许可、资质认定和卫生监督；③规范和督察执法行为；④通过教育和适当的机制，促进依从。

（5）开展健康教育和健康促进活动：①设计和制作适宜的健康传播宣传材料；②设计和实施健康教育活动，发展个体改善健康所需的知识、技能和行为；③设计和实施场所健康促进活动，如在学校、职业场所、居住社区、医院、公共场所等，支持个体的健康行动。

（6）动员社会参与，多部门合作：①通过社区组织和社区建设，提高社区解决健康问题的能力；②开发伙伴关系和建立健康联盟，共享资源、责任、风险和收益，创造健康和安全的支持性环境，促进人群健康；③组织合作伙伴承担部分公共卫生基本职能，并对其进行监督和管理。

（7）保证卫生服务的可及性和可用性：①保证个体和人群卫生服务的可及性和可用性；②帮助弱势人群获取所需的卫生服务；③通过多部门合作，实现卫生服务公平性。

（8）保证卫生服务的质量和安全性：①制定适当的公共卫生服务的质量标准，确定有效和可靠的测量工具；②监督卫生服务的质量和安全性；③持续地改善卫生服务质量，提高安全性。

（9）公共卫生体系基础结构建设：①发展公共卫生人力资源队伍，包括开展多种形式的、有效的教育培训，实现终身学习；建立和完善执业资格、岗位准入、内部考核和分流机制；通过有效的维持和管理，保证人力资源队伍的稳定、高素质和高效率。②发展公共卫生信息系统，包括建设公共卫生信息平台；管理公共卫生信息系统；多部门合作，整合信息系统。③建设公共卫生实验室，发展实验室检测能力。④加强和完善组织机构体系，健全公共卫生体系管理和运行机制。此项是对公共卫生体系基础结构的建设。公共卫生体系的基础结构是庞大的

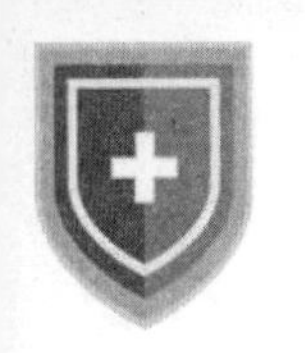

公共卫生体系的神经中枢，包括人力资源储备和素质、信息系统、组织结构等。公共卫生体系的基础结构稳固，整个公共卫生体系才能统一、高效地行使其基本职能。

（10）研究、发展和实施革新性的公共卫生措施：①全面地开展基础性和应用性科学研究，研究公共卫生问题的原因和对策，发展革新性的公共卫生措施，支持公共卫生决策和实践；②传播和转化研究结果，应用于公共卫生实践；③与国内外其他研究机构和高等教育机构保持密切联系，开展合作。此项职能为公共卫生实践和公共卫生体系的可持续发展提供科学支撑。

上述十项职能的履行又可具体分解为规划、实施、技术支持、评价和质量改善、资源保障（包括人力、物力、技术、信息和资金等）等五个关键环节。不同的环节需要不同的部门或机构来承担。

第四节　公共卫生与预防医学的发展历程

一、公共卫生与预防医学的发展历史

我国公共卫生服务系统的历史沿革包括起步阶段、发展阶段、改革阶段和后“非典”阶段。

起步时期为中华人民共和国成立初期。由于卫生防疫工作是我国社会主义卫生事业的重要组成部分，中华人民共和国成立伊始，国家卫生健康委员会即设立了专管卫生防疫的公共卫生局，负责急慢性传染病、交通检疫和环境卫生、食品卫生、学校卫生、劳动卫生、卫生监督等各项卫生防疫工作。

1953 年为公共卫生发展时期。国家公共卫生局改名为卫生防疫司，并批准建立卫生防疫站，卫生防疫站迅速在全国范围内建立，从省（市、自治区）、地（州）、县（旗）市辖区逐级组建。随着国家经济建设发展的需要，国家另行设立工业卫生局，负责工业卫生与放射防护工作。改革开放后，随着卫生监督体系改

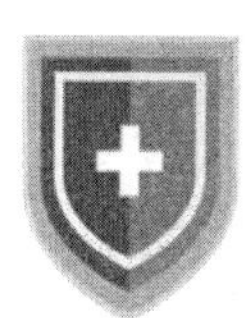

革的进行，原有卫生防疫站的功能已经不能适应预防监督工作的要求，把原来的卫生防疫站分解为卫生监督所和疾病预防控制中心（CDC）。为了加强卫生监督体系建设，卫生部制定了《关于卫生监督体系建设的若干规定》。2002年1月，国家成立了中国疾病预防控制中心和卫生部卫生监督中心，标志着我国疾病预防控制工作进入了一个新的发展阶段。2003年上半年，我国24个省（直辖市、自治区）先后发生传染性非典型肺炎疫情。在战胜"非典"后，我国先后建成突发公共卫生应急救援体系。目前，我国的疾病预防控制体系、卫生监督体系、应急救援体系和医疗服务体系等公共卫生服务系统基本建成。

中华人民共和国成立后的计划经济体制秉持的是"集中统一"的计划经济思维，这种思维方式深深地影响并塑造了中国的各个领域的特征。公共卫生服务领域也不例外，表现为公共卫生服务组织形式的单一性，公共卫生服务组织体系由履行卫生服务职能的政府部门和直接提供卫生服务的国有卫生事业单位构成。政府卫生主管机构和职能部门包括中央政府和地方各级政府卫生主管机构及其职能部门。中央政府卫生主管机构及其职能部门制定、推行国家公共卫生政策，直接管理全国性卫生事业，并开展全国性公共卫生服务的规划和具体运行，投资建设全国性的卫生基础设施，举办并领导地方性卫生事业单位；地方各级政府卫生主管机构及其职能部门负责辖区内卫生政策的制定和实施，管理、推行地方性卫生事业的规划和发展，投资建设地方性卫生基础设施，举办并领导地方性的卫生事业单位；国有卫生事业单位区分为中央和地方各级卫生事业单位，分别接受同级政府卫生主管部门的领导和监督，其财政、人事及具体运作受同级政府卫生主管部门的控制，自主性程度很低。由于政府直接举办并领导国有卫生事业单位的运作，所以在本质上，政府是提供公共卫生服务的唯一组织形式，故称之为一元化模式。一元化模式与当时的计划经济体制相适应，政府对公共卫生服务行动的可控程度较高，在很大程度上便于政府调控公共卫生服务的运作过程和发展方向，以保证其公益属性；可以集中力量举办一些卫生事业单位，开展一些卫生服务专项行动。不过这种一元化模式的缺点也很明显：一是政府的统一控制不利于激发卫生事业单位的积极性和主动性；二是政府对公共卫生领域的"大包大揽"不利于社会资本进入公共卫生服务领域，公共卫生服务的投资主体和参与主体相对单一，限制了公共卫生服务总量的提升，也限制了公共卫生产品的多样化生产；三是国有卫生事业单位的垄断性特征，以及由于其资金、人事等由财政支持，导致

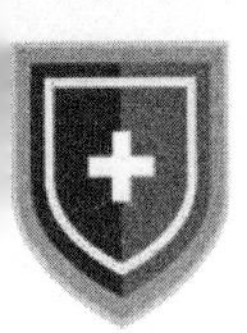

其服务意识、竞争意识和效率相对欠缺；四是公共卫生服务本身的多样性、多层次性与政府掌管资源的有限性之间存在难以化解的矛盾。因此，一元化模式虽然有集中力量办大事的优点，但由于政府掌管资源的有限性和“大包大揽”模式的缺陷，一方面，使得一元化的公共卫生服务组织体系无法向公民提供高水平、高质量的公共卫生服务；另一方面，政府整齐划一的“标准化服务”也很难满足人们对卫生服务的多样化、多层次化需求。简而言之，改革开放前，计划经济体制下的一元化公共卫生服务组织体系存在着诸多问题，不能适应新时期的需要。改革开放以后，随着计划经济体制的解体，公共卫生服务组织体系逐渐朝向多元化趋势发展。与一元化模式不同，多元化的公共卫生服务组织体系是由政府、企业和非营利组织共同构成、相辅相成、优势互补的“网络化”体系。

在多元化模式中，政府在公共卫生服务领域的职能范围发生了重大改变，直接责任范围大大缩小，而宏观调控责任被格外强调，即仅仅直接负责建设公共卫生服务的基础设施和提供基本的公共卫生服务，并通过政策倾斜、必要的转移支付和宏观调控以保证公民能够平等地享受基本的公共卫生服务。具体而言，政府卫生主管部门统筹公共卫生事业的规划，制定调控性的公共卫生政策，领导国有卫生事业单位提供基本公共卫生服务，并通过积极的财税金融政策支持和鼓励企业和非营利部门举办公共卫生事业、参与公共卫生服务的提供。在多元化公共卫生服务组织体系中的国有卫生事业单位，也与一元化模式中的国有卫生事业单位具有较大的差别。对中国而言，一元化模式中的国有卫生事业单位要进行改革、转制，可以根据卫生事业单位的社会功能，将其分为承担卫生行政职能的功能、从事公益性卫生服务的功能和从事卫生方面生产经营活动的功能三大类。在此分类的基础上，将承担行政职能的卫生事业单位通过整体划转、职能整合，以及大部门制等方式划转为政府部门或政府部门内设机构及所属执行机构；将从事生产经营活动的卫生事业单位逐步推向市场改制为企业；从事公益服务的卫生事业单位可着重就体制机制进行改革完善，使其成为事业单位法独立自主地提供公共卫生服务。

企业作为公共卫生服务组织体系的有机组成部分，主要表现在三方面：一是捐赠支持公共卫生项目。这往往是企业社会责任感驱动的结果，即企业通过捐赠财物支持公共卫生项目的实施，如捐赠手术费用、医疗费用，以及公共卫生设备、设施的购买等。二是直接提供公共卫生服务。对于那些具有一定排他性和竞

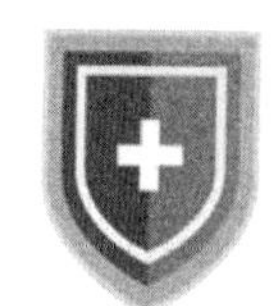

争性的能够实现产业化和市场交易的卫生产品，可以由企业生产提供，并通过市场的方式配置资源、自主交易，这种按照市场规律进行的公共卫生服务可以满足人们更高层次、更加多样、更加个性化的卫生需求。消费者为了享受这些更加个性化、更有特色且服务层次更高的卫生服务，向企业支付更高更多的费用；而企业通过这些费用回收成本乃至实现赢利。三是接受政府委托提供公共卫生服务。政府通过公共卫生服务外包，运用合同的方式委托有资质、有信誉、有能力的企业提供相关卫生服务（或者说政府出资向企业购买相关公共服务），这也是企业参与公共卫生服务的重要形式。在这里，企业不向公共卫生服务的消费者收取费用，而是通过政府的委托费用来回收成本实现赢利。企业与政府并非是管理与被管理的关系，而是市场主体之间的平等合作关系，主要依靠合同（契约）的有关条款来确定彼此的权利和义务。当然，作为被委托者的企业，要接受委托者——政府的监督。只不过这里的监督是依据合同条款和有关经济法条款，而不是政府作为公共管理者具有的法定管理权。总之，通过合适的项目、有效的合作方式，企业是可以成为公共卫生服务组织体系中的有机组成部分之一的。当然，由于企业属于市场主体，其往往以利润最大化为目标，这种利益至上的行为逻辑使其背离公共卫生服务公益属性的风险较高，不仅需要企业的自律，还需要政府部门的严格监管和舆论、公共卫生服务的消费者等的共同监督。

非营利组织与企业一样同属于民间部门，由民间发起成立。但是与企业不同的是，非营利组织不以营利为目标，而是以公益为宗旨，其运行逻辑超越了个人利益和组织利益而指向公共利益。从这个角度上看，非营利组织进入公共卫生领域，不仅可以弥补政府公共卫生资源的不足，提升公共卫生服务的数量和质量，而且可以规避企业“营利而不服务”的风险。所以，非营利组织是公共卫生服务组织体系中的重要组成部分。现代化的、科学的且能满足人们对于公共卫生服务需求的公共卫生服务组织体系中必不可少的组织形态之一就是非营利组织。世界各国尤其是欧美发达国家的经验表明，非营利组织能够动员、整合大量优质的民间资源参与公共卫生领域，是政府在公共卫生领域的重要补充和助手，填补了公共卫生服务的市场失灵和政府失灵“双双空白”的地带。在美国、新西兰等国家，非营利组织为公共卫生服务质量和数量的提高发挥了很大的作用，在卫生企业不愿提供而政府基本公共卫生又顾及不到的公共卫生领域发挥了举世瞩目的作用。就目前世界各国的情况看，非营利组织在公共卫生服务领域的行动包括两方

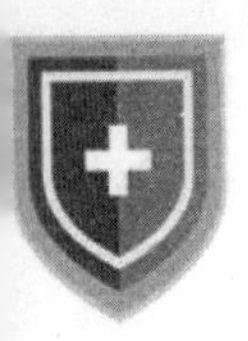

面：一是独立自主地募集、整合民间资源，然后独立自主开展一些公共卫生服务项目，如大病救助、弱势群体医疗项目捐助、实施灾后卫生服务等；二是接受政府委托，利用财政拨款开展公共卫生服务。当然，非营利组织也可能会出现腐败现象，需要政府卫生部门和有关方面的有效监管。

二、公共卫生与预防医学的现状

20 世纪公共卫生领域的十大成就包括：免疫预防、交通安全、劳动场所的安全、急性传染病的控制、心脏病和脑卒中的死亡率下降、安全健康的食品、更为健康的母亲和儿童、计划生育、饮用水加氟和将烟草作为健康的灾难。人类与疾病斗争的复杂性告诉我们，凡是我们在这一领域所取得的成就，也就是我们所必须努力的工作重点。因此，可以说所谓十大成就，也就是目前的十大工作的重点。

结合我国国情，传染病、慢性非传染病防控和突发公共卫生事件应急处置是我国目前公共卫生工作的重点。

（一）传染病仍然是疾病预防控制的主战场之一

1. 当前传染病发生和流行的特点

鉴于传染病防治工作的巨大成就，世界卫生组织和一些国家政府及其卫生部门曾经一度减少了对传染病威胁的关注，然而，进入 20 世纪八九十年代，肺结核、鼠疫、白喉乃至疟疾等疾病迅速复苏，以至于各国政府不得不联手来重新对付。原有危害人类健康的主要传染病仍然顽固不化。病毒性肝炎不但没有减少，而且从种类到数量都大大增加。艾滋病、埃博拉出血热、西尼罗河脑炎、疯牛病（传染性）、非典型肺炎等新发传染病纷纷登场。

2. 传染病预防控制技术的策略和重点

疾病监测能力的增强至关重要，美国全球传染病策略介绍中提及的六个优先领域中，重点谈到了“全球疾病监控措施”。该措施提出：区域性的监控网络将进一步扩展并互相连通，最终纳入全球网络，该网络能在出现疾病威胁的早期即发出警告，并能增强公众健康措施有效性的评估能力。与此同时，由于新的健康相关事件的不断出现，新的信息技术的产生，以及监测理论、监测技术和方法的改进，对疾病监测系统进行适当的、恰如其分的评价也变得非常重要。应增强

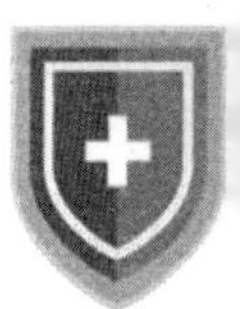

对疾病暴发的处理能力，这个能力应该包括在暴发地、州、联邦乃至全球，发展并传播实验室技术和流行病学方法学。对此，有几点值得引起我们的高度重视：一是现场流行病学培训项目（FETP），该项目是CDC与世界许多国家的卫生部合作，为流行病学专家设立的培训项目，已经持续了多年；二是循证医学（evidence-based medicine）在流行病学方法学上的应用；三是基因技术及随机而产生的基因流行病学，它应用流行病学与基因组信息相结合的研究方法，开展以人群为基础的研究，系统地评价基因组信息对人群健康和疾病的流行病学意义，是遗传流行病学和分子流行病学交叉的前沿领域。相关的概念还有公共卫生遗传学、社区遗传学，但其含义均是应用遗传学的进展和分子生物学的技术来预防疾病、促进健康。

做好当前传染病防治工作，要思考以下几点：一是加强对传染病防治策略的研究；二是重点做好疾病的监测和报告；三是加强对现场流行病学人员的培养；四是做好对重点疾病防治的预案；五是提高检测和应急的能力。

（二）慢性非传染病的预防控制必须得到高度重视

1. 慢性非传染病的危害已到了必须重视的程度

公认的危害全球健康的十大危险因素分别为：低体重，不安全的性行为，高血压，吸烟，酗酒，不安全的饮水、卫生设施和环境，缺铁，固体燃料导致的室内烟雾污染，高胆固醇和肥胖。慢性非传染病的危害已到了必须重视的程度。

2. 防治慢性非传染病刻不容缓，且经济有效

慢性病的防治必须纳入公共卫生议事日程，这是当前我们要做的头等大事。首先，各地需要从机构、队伍、投入上加以慎重研究，把慢性病的防治真正作为一项重要工作来抓；其次，要从调查着手，摸清当地的基础资料，找出首要的危险因素，并制定干预措施。干预措施是指任意一个健康行为，包括旨在增进健康的所有促进、预防、治疗、康复措施。因此，我们的干预措施既要有针对性，又要不拘一格。

（三）公共卫生突发事件的处理和防范生物恐怖是不容回避的现实

1. 大量的公共卫生的新问题使公共卫生突发事件变得更加突然和频繁

我国的快速发展给公共卫生带来了前所未有的冲击和挑战。第一，大量的民

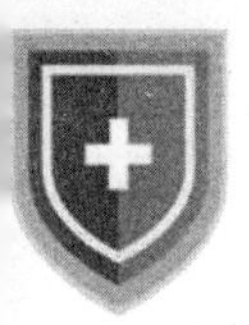

工进城，其卫生问题和对城市卫生设施的压力和影响难以估量；第二，大量的乡村城镇化，对环境的影响和对卫生的需求缺乏研究；第三，国际旅行和贸易自由化、全球商务活动的频繁，使疾病变成跳跃式的传播；第四，国际产业结构的调整，促使污染密集型的产业向发展中国家转移，由于环境恶化，食物安全问题频发，下岗失业人员增加和由此带来的贫富差距等，使得公共卫生突发事件变得更加突然和频繁。

2. 生物恐怖的威胁离我们并不遥远

生物恐怖系指故意或威胁要释放生物物质，包括病毒、细菌或其毒素以达到影响政府行为，或强制、胁迫国民的目的。除了难以估量的医学后果外，恐怖袭击还会导致行为的、社会的、经济的和心理的后果，如群体恐慌。

3. 处理突发的公共卫生事件和防范生物恐怖要未雨绸缪

凡事预则立，不预则废；唯有加大力度，迎头赶上。当前，处理突发公共卫生事件和防范生物恐怖，一是要重点加强省一级的能力建设，包括监测、检测能力，防范能力，机动应急能力；二是要抓紧制定相关预案，并适时加以演练；三是要加强信息的交流与沟通。

三、公共卫生与预防医学的发展方向

目前我国传统公共卫生面临着挑战，需要用现代科学的公共卫生理念和发展思路来调整发展方向和工作模式，促进我国公共卫生事业的顺利发展。

1. 走出重治轻防的思想误区

重治轻防的公共卫生观念，造成我国大量卫生资源的浪费，医疗费用负担过大，城乡公共卫生设施不均衡现象，不适应现代公共卫生以预防为中心的要求。“预防为主”适合我国国情，预防保健服务是基本卫生服务的重要内容，成本低，效果好。广泛地开展预防保健服务，有利于实现卫生服务的公平性。政府是公共卫生的主体，政府应明确界定医疗卫生领域的政府调控和市场机制作用的不同范围，将投入的重点转到公共卫生领域，而不是个人消费品居多的医疗服务领域。在卫生政策中应多体现“公共”特点，将重点放在疾病预防和基本医疗服务上。

2. 加快公共卫生管理体制改革

现行公共卫生管理体制与我国卫生的长期性、复杂性和艰巨性不相适应，改革的方向是改变卫生机构条块分割的现状，全行业管理。推进公共卫生体制改

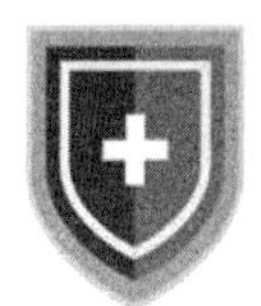

革，还必须理顺疾病预防控制体系和卫生监督体系，解决好各级卫生行政部门和同级疾病预防控制中心的职能划分的问题，加强卫生系统的宏观调控、规划和技术指导的能力。为了保证卫生服务的公平性，公共卫生的财政投入应该主要由中央政府承担，加大中央政府财政转移支付的力度，确保各地区居民公平地享有公共卫生服务。

3. 促进政府职能的转变

公共卫生是专业技术性很强的领域，公共卫生系统的管理应保持相对的独立性。许多发达国家的经验表明，政府需要对公共卫生系统进行授权。我国公共卫生系统的管理，政府应转变职能，政府主要是监督该系统的运作，确保具体的执行措施（如强制性隔离措施等）到位，将政府投入改为政府购买公共卫生服务产品的投资模式，提高公共卫生的服务效率。

4. 建立和完善突发公共卫生事件的应急机制

我国已经初步建立了从下到上的信息管理系统，但缺乏可靠的基础数据、规范的网络体系、各级运作网络的专业人员，难以杜绝报告不准确、不及时的情况，因此，还要完善监测与预警机制，整合现有卫生系统信息资源，建立全国疾病电子监测系统。

5. 公共卫生体系的范围要界定

公共卫生体系的范围，在不同时期、不同国家是有区别的。一些发达国家不仅把防治传染病和促进国民健康作为公共卫生内容，甚至把防治环境污染、应对自然灾害等内容也纳入公共卫生体系。这是一个非常庞大的体系。就我国现实而言，应首先完善和健全公共卫生突发事件应急机制，作为建设公共卫生体系的基础。以此为突破口，建立公共卫生体系的基础，在国力允许时，一步步完善和扩大公共卫生体系。对于正处于改革中的卫生体系，值得注意的是，不宜沿用传统做法把所有公有医疗机构都划进公共卫生系统，而应从公共卫生的功能来确定其范围。

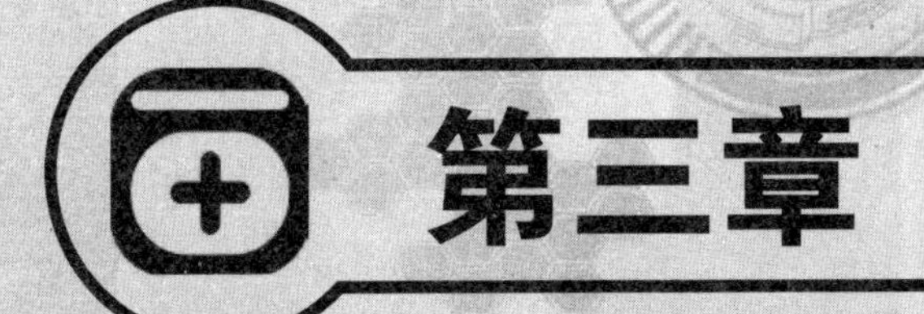

第三章

公共卫生与预防医学人才培养

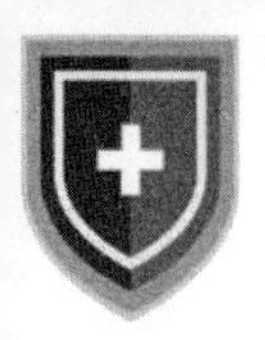

我国公共卫生人才队伍的结构与分布需进一步优化。按照逐步实现公共卫生服务均等化的需要，以培养疾病预防控制、卫生监督、健康教育、精神卫生、妇幼保健、应急救治、采供血等专业人员为重点，大力加强公共卫生人才队伍建设。

第一节　公共卫生与预防医学人才的知识结构

在我国经济、社会深刻变革，以及全球化进程的背景下，一些传染病死灰复燃，新发传染病不断出现，慢性病问题日益突出，突发公共卫生事件频繁发生，公共卫生工作面临前所未有的挑战。为适应经济、社会变革和公共卫生新形势，我国对疾病预防控制体系、卫生监督执法体系、社区卫生服务体系等公共卫生体系进行改革，改革后的公共卫生服务体系对公共卫生与预防医学专业人才培养提出了六点新要求：

1. 要求公共卫生专业人才建立、维护和强化公共卫生的专业价值

公共卫生专业人才应认识到公共卫生职业的基本道德规范、伦理原则和法律责任，认识公共卫生对人类生存和社会发展的作用。

2. 要求公共卫生专业人才具有学习和正确运用基础医学与临床医学知识的技能

公共卫生专业人才要熟悉正常人体结构和功能，理解维持机体平衡的生理学和生物化学机制，掌握遗传和环境因素对机体的作用机制，了解人类生命周期的生理、心理和行为特点及其对健康的影响，掌握机体结构和功能在疾病状态下的异常改变，具有常见疾病的诊断及防治能力。

3. 要求公共卫生专业人才具备疾病预防控制、现场流行病学调查和突发事件应急处置的专业素质

公共卫生专业人才要牢固树立群体观念，深刻理解生态健康模式，具有调

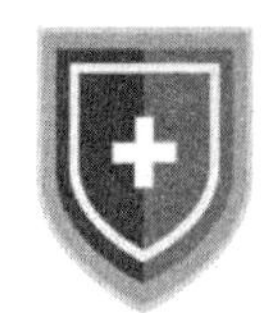

查、监测疾病和公共卫生事件在人群中的分布及其影响因素的技能，具备制定干预策略并评估干预效果的基本能力，具备生物和理化因子的现场采样和快速检测，以及开展卫生学和安全性评价的基本技能，具备诊断社区公共卫生问题、提出健康促进策略、开展健康教育及疾病预防服务的能力，以及开展健康风险评估与控制的基本技能，具备识别和预警各类突发公共卫生事件和危机的基本知识和处置能力。

4. 要求公共卫生专业人才具备现代管理理念、知识和技能

公共卫生专业人才应有利用卫生相关资源的意识和能力，了解卫生系统尤其是疾病预防控制和卫生监督执法部门的各种要素及其运行机制，熟悉公共卫生服务管理的基本原则，了解分析和评估卫生资源配置、卫生服务公平基本原理，具备公共卫生项目设计、实施和评估的基本知识和技能，具备卫生政策开发意识，了解卫生政策分析和评估的基本知识，熟悉卫生相关法律和法规、技术规范和标准，具备依法实施卫生监督、监测和疾病控制的基本能力，具备与政府部门、相关机构和组织、媒体、公众、同事及其他卫生专业人员进行口头和书面有效沟通与互动的基本技能，具备促进政府及相关部门应对公共卫生问题的意识，具有从专业角度策划和动员卫生相关资源的基本能力，了解全球公共卫生状况及动态，熟悉各类国际卫生组织和相关非政府组织的作用。

5. 要求公共卫生专业人才能正确收集和分析各类卫生相关信息，并能在实践中合理运用

公共卫生专业人才应具备社会学定性调查技能，以及整理、归纳、总结和提炼定性资料的能力，具备收集、分析、解释和表达定量资料的能力，具有运用现代信息技术从各种数据源检索和分析卫生相关信息的能力，具备比较和判断不同来源和性质的各类信息，从中发现问题，并在分析或解决问题中有效利用信息的能力。

6. 要求公共卫生专业人才能批判性评价现有知识、技术和信息，在职业活动中开展科学研究

公共卫生专业人才应具有职业敏感性、探索未知或不确定事物的好奇心，具备科研思维方法，以及提出研究问题并开展科学研究的基本能力，具备综述文献、总结并报告研究结果的能力。

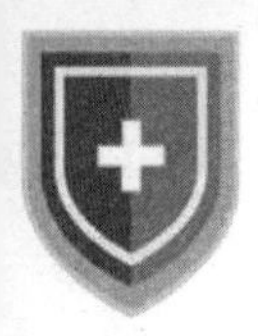

第二节　公共卫生与预防医学教育的现状与未来

一、公共卫生教育的途径

当前，世界各国公共卫生服务内容和服务体系发展不平衡，对公共卫生与预防医学人才需求亦不太一致。目前，世界范围内公共卫生教育主要表现为三种形式：

1. 以公共卫生学院为基础的毕业后教育

这是欧洲和北美培养公共卫生专业人才的最基本形式。它是在大学毕业后进行的、以授予证书或第二级和第三级学位为目标的进修教育与研究生教育。受训者主要来自具有2～3年卫生工作经验的医科、牙科、护理、兽医院校的毕业生，以及理工科和文科院校的毕业生。

2. 以培养普遍公共卫生医生为目标的基础水平的公共卫生教育

普遍公共卫生医师的培训有两种方式：一是在医学院校实施定向教育：二是医学院与公共卫生学院联合举办医学博士—公共卫生学硕士（MD-MPH）双学位教育。

3. 以培养全科医生和服务社区为目标的公共卫生教育

为实现人人享有卫生保健的目标，无论是发达国家还是发展中国家，都把培养全科医生作为发展本国医学教育的重点，它已成为医学教育同社会需求相联系的重要途径。

为培养更多的全科医生，许多国家的医学院校都从传统的、以医院和疾病为中心的教育制度转向以社区和健康为中心的教育制度。为实现这一目标，其改革策略之一是加强医学生的预防医学教育，开发以社区定向的医学课程。

为加强对医学生的预防医学教育，世界各国医学院校共同的策略是：①限定

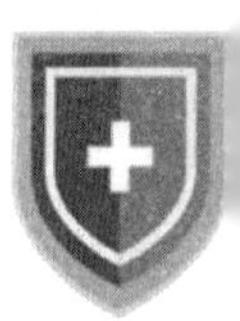

医生在社区中的角色和任务，并以此作为制订课程计划的依据。②学生有机会通过卫生中心或社区诊所、家庭访视等途径学习社区卫生服务。③加强社区医学和预防医学培训。④接受卫生服务管理的训练。⑤强调初级保健的方法。⑥让学生接受多学科、多专业团队作业的训练。

二、我国公共卫生与预防医学教育存在的问题

随着社会经济高速发展，我国公共卫生服务内容和服务体系正在融入国际化。然而，长期以来，中国公共卫生与预防医学本科教育主要采用5年制的普通公共卫生医生教育模式，课程体系、教学方式明显滞后于我国公共卫生事业发展需求。主要表现为：

1. 公共卫生人才的知识结构不合理

高校预防医学专业课程设置以五大卫生为专业主干课程，缺乏管理学、教育学、社会学等方面的内容，现有公共卫生人才的知识结构已经不能满足日益增多的食品安全、环境污染等公共卫生事件应对的需要。

2. 公共卫生人才创新应急能力低

公共卫生人员处置的对象不仅是环境和个体患者，更多的是对公共关系的组织和协调。尤其在突发事件来临时，公共卫生专业的人才更需具备对事件的判断能力，以供行政管理部门决策，同时还要具备对事件的现场指挥能力。从现有公共卫生人员能力来看，其应急能力和实践能力亟待加强。

3. 公共卫生人才培养模式不适宜社会要求

传统的教学模式着重强调基本知识和技能的训练，毕业生理论知识掌握全面，综合素质和解决问题能力较差。普遍表现为适应能力差，应急能力、现场调查能力和分析问题、解决问题能力不足，社会适应和沟通能力不够等。

4. 公共卫生高等教育师资的现场实践能力有待提高

公共卫生高等教育的教师除了要精通本专业的相关理论知识之外，还应有相应的公共卫生现场实践能力和经验，但目前高校从事公共卫生教育的教师普遍缺乏现场工作经验和解决现场问题的能力。

三、公共卫生与预防医学高等教育的发展趋势

随着现代健康概念和医学模式的改变，公共卫生概念和服务内涵不断发生着

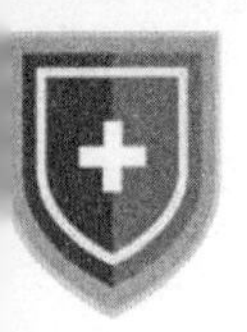

改变。为了适应现代公共卫生职能和不同公共卫生服务体系对人才培养的需求，我国公共卫生与预防医学高等教育必须顺应公共卫生教育改革形势，当务之急是公共卫生学院必须组织卫生管理人员、流行病学家、人口学家、社会工作者、经济学家和计算机专家共同讨论公共卫生人才知识、能力培养要求，在课程开设上大胆开发跨学科的、范围广泛的社会医学课程。除开设各种传统性课程之外，还要大力开设当代主要社会卫生问题的相关课程。

随着中国越来越多地参与国际行动，国内全球化人力资源严重不足的问题凸显，其中最重要的是缺乏全球化的高层次人才。

与此同时，在全球化背景下，世界人口和流行病学形势出现巨大变化，公共卫生体系面临着一系列新的挑战，国家内部及国家之间的健康差异和不公平、新发传染病、环境风险、行为风险威胁着人的健康安全。公共卫生体系正变得越来越复杂，成本也越来越高；随着形势发展，社会对公共卫生人才培养要求会越来越高。因此，加快培养具有全球化视野的我国公共卫生人才是公共卫生教育改革的必然趋势，其内涵包括五个方面：对全球政策、经济和社会发展的深入理解；对全球卫生问题历史、现状与发展趋势的掌握；对公共卫生国际治理与公共卫生专业本身关系的理解与感悟；在多元文化环境中对多元价值的理解、适应及自我发展；具有为全球卫生治理提供中国案例的能力。

为了适应全球化公共卫生事业的要求，中国的公共卫生教育不论在学制、学位上，还是在课程设计和教学方法上，都应进行改革，建议成立中国公共卫生教育改革联盟，联合开发课程，推进公共卫生高等教育的改革。要设立示范课程，加大公共卫生硕士（MPH）的培养力度，推出公共卫生博士（DrPH）的培养指导意见，借鉴美国培养模式，区别 DrPH 与博士（PHD）的培养模式，引进证书式培养模式及认证方式，加大中国公共卫生高等教育进行评估和认证的力度。综观全球公共卫生教育改革研究和我国公共卫生改革形势，我国公共卫生高等教育发展趋势是：

1. **构建结构合理的多层次公共卫生人才培养格局**

利用现有高等教育资源，挖掘公共卫生现场资源，以 5 年制本科预防医学教育为基础，合理布局公共卫生专业硕士、科学硕士和博士研究生培养基地，满足国家、省市县和社区服务中心对不同层次公共卫生人才的迫切需求。

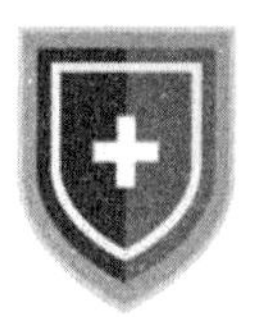

2. 加强多学科复合型公共卫生人才培养

长期以来，我国公共卫生现场主要为医学专业人才，缺乏卫生信息、卫生工程、卫生管理等其他学科人才。人才专业单一严重制约了公共卫生现场工作质量和效率

高校特别是具有医学院校的综合性高校，应在管理学院、文法学院、工学院等学科中开设卫生事业管理、卫生法学、卫生经济学、卫生工程学等专业，以充实我国公共卫生机构急需的相关专业人才队伍。

3. 改革现有公共卫生与预防医学学科课程体系

利用综合大学优势，大力开设多学科的综合性课程，包括公共卫生与预防医学学科和临床医学、社会学、管理学、法学等学科的交叉融合课程，增强公共卫生人才人文、社科、管理、心理学等方面知识技能。学习西方发达国家公共卫生课程设置经验，在完成理论课程学习的基础上，强化社区卫生、疾病预防控制、突发公共卫生事件的见习实习，培养学生分析问题和解决问题的能力，使学生更好地适应公共卫生现场工作需求。

4. 整合公共卫生与预防医学高等教育教学内容

公共卫生与预防医学学科兼顾医学背景和社会学特征。在改革课程体系的基础上，公共卫生课程内容应紧密结合人才培养知识能力的基本要求，将基础医学知识、临床诊疗技能、病因识别理论、现场流行病方法、沟通交流技巧等知识能力培养贯穿于课程教学内容中。通过纵向联系和横向交叉，培养理论知识面广、动手能力强，并特别善于沟通交流的公共卫生人才。

5. 建立院校与现场联合办学的公共卫生人才培养模式

公共卫生学科是社会性、实践性非常强的学科，只有充分组织案例教学才能强化学生解决现场实际问题能力的培养。传统的专业教师理论教学和现场老师实践指导，存在理论教学缺乏实际案例、实践指导缺乏理论支撑的客观情况，应该鼓励高校教师深入公共卫生现场从事实践工作，并挑选优秀公共卫生现场工作者走入高校课堂。只有这样，才能提高公共卫生教学适应现场的针对性。

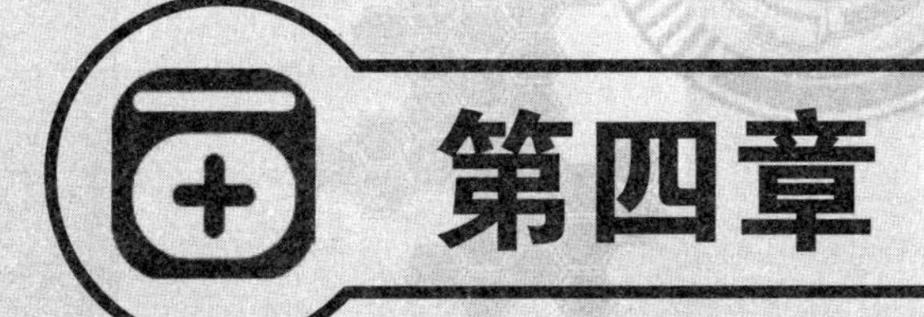

第四章 环境有害因素的辨识与控制

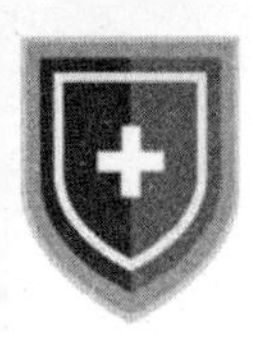

第一节　环境污染

一、环境污染概述

（一）环境的定义

环境是指影响人类生存和发展的各种天然的或经过人工改造的自然因素的综合体，包括大气、水、海洋、土地、矿藏、森林、草原、野生生物、自然遗迹、人文遗迹、风景名胜区、自然保护区、城市和乡村等。

在预防医学领域，一般把环境狭义地限定为自然环境和生活环境。前者包括大气圈、水圈、土壤岩石圈和生物圈；后者包括人类为从事生产生活而建立的居住、工作和娱乐环境，以及相关的生活环境因素（如室内环境、家用化学品）等。无论自然环境还是生活环境，它们都是由各种环境因素组成的综合体。各种环境因素既能对人体产生有益的作用，又能在一定的条件下对人体产生不良的影响。人类对环境的作用也是双向性的，既可改善环境，避免和消除恶劣环境因素对人类的影响；也可破坏环境，给人类带来无穷无尽的灾难。因此，人类与环境在历史的进程中需要共同协调发展。生存于环境中的人类，通过新陈代谢与周围环境进行物质与能量的交换，并利用机体内的各种调节功能，以适应变化的环境，保持机体与环境的统一性。环境孕育了人类，人类是环境的产物。在人类长期生存、进化和发展的过程中，人和环境一直保持着紧密的、不可分割的联系，既相互作用、相互制约，又相互依赖、相互适应，从而构成了对立统一的整体。

随着人类社会的发展和进步，人和环境的关系也在不断地发生变化。在原始社会时期，人类主要靠采集自然野生食物和狩猎为生，以洞穴为居，对环境的影响力并未明显超过其他生物，其生存在很大程度上受到环境的制约。进入农业革命时期，人类把森林和原野变成农田和牧场，发展种植业和畜牧业，增加了食品

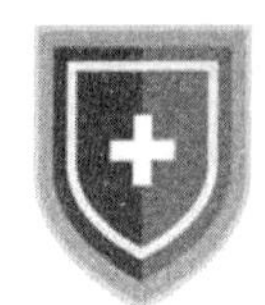

及生活物资的多样性和稳定性。自工业革命以来，在科学和技术的推动下，人类大量利用环境资源开矿冶炼、加工制造、化工合成等，极大地丰富了人类所需的物质条件，创造了更加舒适、有利于人类生存和繁衍的生活环境。农业革命和工业革命是人类智慧的结晶、文明的标志。但与此同时，人类这些大规模的有悖于自然生态运行原理的生产活动，对环境带来了巨大的影响，如生态破坏、环境污染、自然资源耗竭等。这些环境问题对人类的生存和健康所造成的威胁和危害，其规模之大、影响之深远，是人类始料未及的。因此，深入地开展环境与健康关系的研究，促进人类与环境和谐发展显得重要而迫切。

（二）环境的分类

环境一般可以按照环境的属性、环境的性质、环境的要素及人类生存环境的空间范围等方面进行分类。

（1）按照环境的属性，可将环境分为自然环境和社会环境。

（2）按环境的性质来划分，可分为物理环境、化学环境和生物环境等。

（3）按照环境要素来分类，可分为大气环境、水环境、地质环境、土壤环境及生物环境等。

（4）按照人类生存环境的空间范围，可由近及远、由小到大地分为聚落环境、地理环境、地质环境和星际环境等层次结构，而每一层次均包含各种不同的环境性质和要素，并由自然环境和社会环境共同组成。

（三）环境的自净能力

大气、水、土壤等环境要素，对污染物有扩散、稀释、氧化、还原、生物降解等作用。通过这些作用，降低了污染物的浓度，减小甚至消除了污染物的毒性，这种能力就叫作环境自净能力。环境的自净能力是环境的一种特殊功能，但这种能力是有限度的。这个限度就叫环境容量。它的定义是：在保证人类的生存和发展不受到危害、自然生态平衡不受到破坏的前提下，某一环境所能容纳某种污染物的最大负荷量。

当环境受到污染时，在物理、化学和生物的作用下，环境可以逐步消除污染物而达到自然净化。以大气为例，靠大气的稀释、扩散、氧化等物理化学作用，能使进入大气的污染物质逐渐消失，这就是大气的自净作用。例如，排入大气中

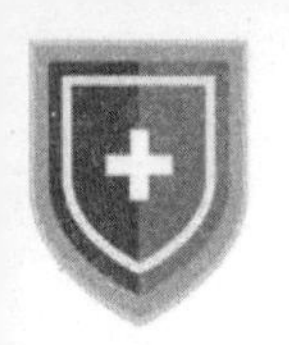

的颗粒物经过雨、雪的淋洗而落到地面，从而使空气澄清的过程也是一种大气的自净过程。充分掌握和利用大气的自净能力，可以降低污染物浓度，减少污染的危害。大气的自净能力与当地气象条件、污染物排放总量及城市布局等诸多因素有关。在某一区域内，绿化植树，种植风景林，增加绿地面积，甚至建立自然保护区，不仅能美化环境、调节气候，而且能截留粉尘、吸收有害气体，从而大大提高大气的自净能力，保证环境质量。同样，水、土壤等环境要素也有自净能力，但无论是哪种环境因素，其自净能力都是有限的。当污染物数量超过了环境的自净能力时，污染的危害就不可避免地发生，生态系统将被破坏，生物和人群就可能发生病变或死亡。

（四）环境污染

1. 环境污染的定义

环境是人类生存和活动的场所。人类为满足生活和生产活动的需求，一方面向环境索取自然资源和能源，另一方面又将生活和生产过程中产生的废物排泄到环境中去。环境污染是指人类直接或间接地向环境排放的污染物的数量超过其自净能力，使环境的质量降低，从而对人类的生存与发展、生态系统和经济发展带来不利影响的现象。具体包括水污染、大气污染、噪声污染、放射性污染等。

环境污染引起人们注意，最早可追溯到工业革命时期。煤炭的大规模使用，导致粉尘和硫氧化物大量排放到空气中，从而造成了大气污染。后来，伴随着工业的进一步发展与扩大，在社会生产力几十倍、成百倍增长的同时，排放到环境中的废气、废水也几十倍、成百倍增长，使得水、大气、土壤等受到的污染日趋严重。某些地区经常烟雾弥漫，河流和湖泊水质污浊，垃圾围城，农药、重金属、各种有毒化学品污染严重，导致了一系列震惊世界的公害事件。环境污染造成的严重后果引起了人们对环境问题的重视，使人们在致力于经济发展的同时也开始对环境污染采取各种控制和治理措施。特别是 20 世纪 70 年代以后，工业发达国家为治理环境污染，制定了各种法律和条例，投入了大量物力和人力，使得环境污染逐步得到控制，环境质量得到了很大改善。20 世纪 80 年代以后，除局部及区域性环境污染之外，酸雨、温室效应、臭氧层破坏等全球性环境问题开始成为世界各国关心的重点。

1972 年 6 月 5—16 日，联合国在瑞典首都斯德哥尔摩召开了联合国人类环

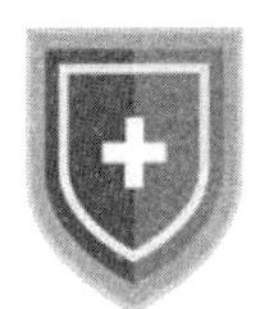

境会议。会议通过了《联合国人类环境宣言》，并提出将每年的6月5日定为“世界环境日”。同年10月，第27届联合国大会通过决议接受了该建议。“世界环境日”的确立，反映了世界各国人民对环境问题的认识和态度，表达了我们人类对美好环境的向往和追求。

2. 我国环境污染的现状

我国环境污染日趋严重。目前我国主要的环境污染包括大气污染、水体污染、废物污染。

从污染情况来看，我国的环境污染主要由四种污染组成。一是陆地污染，垃圾的清理成了各大城市的重要问题，每天成千上万吨的垃圾中，很多都是不能焚化或腐化的，如塑料、橡胶、玻璃等，是人类的第一号“敌人”；二是海洋污染，主要来源于油船和油井原油的泄漏、农业用的杀虫剂和化肥的排放、工厂排出的污水、矿场流出的酸性溶液等，它们使得大部分海洋、湖泊受到污染，不仅危害海洋生物，而且也威胁到鸟类和人类的健康；三是空气污染，是最直接、最严重的环境污染，主要来源于工厂、汽车、发电厂等排放出的废气，每天都有人因接触污浊空气而染上呼吸器官或视觉器官的疾病；四是放射性污染，由于人类活动造成物料、场所、环境介质表面或者内部出现超过国家标准的放射性物质或射线的污染。

3. 环境污染的特点

环境污染是各种污染因素本身及其相互作用的结果。同时，环境污染还受社会评价的影响而具有社会性。它的特点可归纳为：

（1）公害性：环境污染不受地区、种族、经济条件的影响。

（2）潜伏性：污染物进入环境后，受到大气、水体等的稀释，一般浓度往往很低，不易被及时发现。许多污染一旦暴发后果严重。

（3）长久性：许多污染长期连续不断的影响，危害人们的健康和生命，并不易被消除。

（4）社会性：环境污染与社会制度、文明程度、技术经济发展水平、民族的风俗习惯、法律等问题有关。有些具有潜在危险的污染因素，因其表现为慢性危害，往往难以引起人们注意，而某些现实的、直接感受到的因素则容易受到社会重视。如河流被污染程度逐渐扩大，人们往往不予注意，而因噪声、烟尘等引起的社会纠纷却很常见。

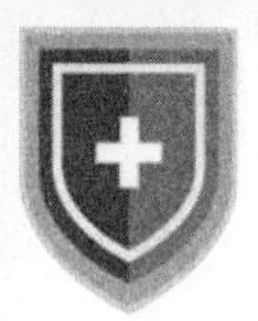

二、环境污染物来源

凡是进入环境后使环境的正常组成和性质发生改变，直接或间接有害于人类与其他生物的物质，都可以称为环境污染物。从不同的角度可将环境污染物分成不同的类型，按环境要素可分为大气污染物、水体污染物、土壤污染物等；按污染物的形态，可分为气体污染物、液体污染物和固体污染物；按污染物的性质，可分为化学污染物、物理污染物和生物污染物；按污染物在环境中物理、化学性状的变化，可分为一次污染物和二次污染物（一次污染物称为原生污染物，是由污染源直接或间接排入环境的污染物；二次污染物又称为继发性污染物，是由于阳光照射污染物、污染物间相互发生化学反应、污染物与大气成分发生化学反应生成的有害物质，如光化学烟雾）。

环境污染物的类型有很多，总的来说，可以分为自然污染物和人为污染物两大类：自然污染物是指自然界释放的物质，如火山爆发喷射出的气体、尘埃等；人为污染物是指人类生产和生活活动中产生的各种化学物质。环境污染主要是人为污染，绝大部分危害严重的污染物都是人类社会活动产生的。

1. 工业污染源

工业生产中通过排放废气、废水、废渣和废热，污染大气、水体和土壤，产生噪声、振动等危害周围环境。各种工业生产过程排放的废物含有不同的污染物。由于工业污染物的量大、成分复杂、毒性高，因此工业污染物对环境的危害程度最大。

2. 生活污染源

人类消费活动产生的废水、废气和废渣都会造成环境污染。城市和人口密集的居住区是人类消费活动集中地，是主要的生活污染源。生活污染源污染环境的途径有：①消耗能源排出废气造成大气污染。②排出生活污水（包括粪便）造成水体污染。生活污水中含有机物、合成洗涤剂和氯化物，以及致病菌、病毒和寄生虫卵等；生活污水进入水体，恶化水质，并传播疾病。③排出厨房垃圾、废塑料、废纸、金属、煤灰等城市垃圾造成环境污染。

3. 交通运输污染源

对周围环境造成污染的交通运输设施和设备。它以发出噪声、引起振动、排放废气和废水、泄漏有害液体、散发粉尘等方式污染环境。排放的主要污染物有

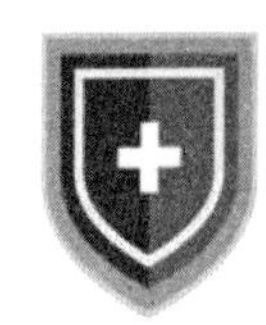

一氧化碳、氮氧化物、碳氢化合物、二氧化硫、铅化合物、石油和石油制品，以及有毒有害运载物等。除污染城市环境之外，它对河流、湖泊、海域也构成威胁。其排放的废气是大气污染物的主要来源之一。

4. 农业污染源

农业污染主要指过度施用化肥、农药造成的土壤污染，焚烧秸秆造成的环境污染和土壤氮、磷、钾的缺失，大量畜禽粪便对水体的污染，新兴的温室农业产生的塑料等废弃物对环境的污染等。其发生范围广、持续时间长，并疏于治理，已给农业生态环境乃至社会经济的可持续发展造成严重的影响。

三、环境污染的危害

随着人口的递增、工农业生产规模扩大和机械化程度的提高，环境污染对人类生存环境造成的危害越来越严重，导致全球范围内不同程度地出现了环境污染问题。具有全球影响的有大气环境污染、海洋污染、城市环境问题等。同时，环境污染给生态系统造成直接的破坏和影响，如沙漠化、森林破坏。环境污染也给人类社会造成间接的危害，有时这种间接的环境危害比当时造成的直接危害影响更大，也更难消除。例如，温室效应、酸雨和臭氧层破坏就是由大气污染衍生出的环境问题。这种由环境污染而衍生的环境效应具有滞后性，往往在污染发生的当时不易被察觉，然而一旦发生就表示环境污染已经发展到相当严重的地步。

（一）大气污染及其危害

1. 对人体健康的危害

清洁的空气是人类生存的一个环境要素。因此，被污染的空气对人体健康有直接或间接的影响。

大气污染对人体健康的危害可分为急性作用和慢性作用。急性危害事件主要表现为急性中毒。在气象条件突然改变或地理位置特殊的条件下，大气中某些有害物质扩散受到抑制，导致浓度快速增加，引起人群急性中毒。慢性危害一般不会引起人们的注意，鉴别困难，其危害途径往往是污染物通过与人体呼吸道黏膜接触，主要刺激眼睛、呼吸道黏膜，引起眼、鼻黏膜刺激及生理机能障碍，加重高血压、心脏病的病情。特别是长期低浓度 CO 被人体吸入后，可与人体血液中血红蛋白结合，使人体组织处于缺氧状态，导致人群发生贫血、失眠、心脏病等

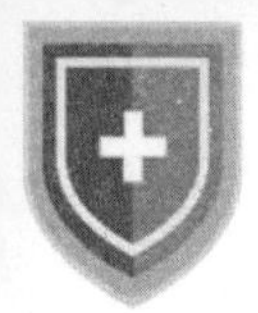

疾病。

大气污染是导致癌症发生的一个极其重要的原因。根据动物试验结果，能确定污染大气中有致癌作用的物质多达数十种。大量人群流行病资料显示，大气污染是人体许多癌症的致病因素之一，特别是空气污染程度与居民肺癌死亡率呈正相关关系。

此外，大气污染物可以使大气透明度减小，城市热岛效应加强，总云量增加，恶化居民生活环境，间接影响人体健康。

2. 对植物的危害

大气污染物，尤其是二氧化硫、氟化物等对植物的危害是十分严重的。当污染物浓度很高时，会对植物产生急性危害，使植物叶表面产生伤斑，或者直接使叶枯萎脱落。当污染物浓度不高时，会对植物产生慢性危害，使植物叶片褪绿，或者表面上看不见危害症状，但植物的生理机能已受到了影响，造成植物产量下降，品质变坏。

3. 对天气气候的影响

减少到达地面的太阳辐射量。从工厂、发电站、汽车、家庭取暖设备向大气中排放的大量烟尘微粒，使空气变得混浊，遮挡了阳光，使得到达地面的太阳辐射量减少。据观测统计，在大工业城市烟雾不散的日子里，太阳光直接照射到地面的量比没有烟雾的日子减少近 40%。

酸沉降与酸雨。酸沉降指大气中的酸性物质（主要是 H_2SO_4、HNO_3 及其前体物 SO_x、NO_x 等）通过降水（包括雨、雪、霜、雹、雾、露等形式）或在气流作用下直接迁移到地表造成污染的现象。前者称为湿沉降，后者称为干沉降。湿沉降习称酸雨，一般指 $pH < 5.6$ 的各种形式的降水。这种酸雨是大气中的污染物二氧化硫经过氧化形成硫酸，随自然界的降水而形成。硫酸雨能使大片森林和农作物毁坏，纸品、纺织品、皮革制品等腐蚀破碎，金属的防锈涂料变质而降低保护作用，还能腐蚀、污染建筑物等。

增高大气温度。在大工业城市上空，由于大量废热排放到空中，因此，近地面空气的温度比四周郊区要高一些。这种现象在气象学中称为“热岛效应”。

对全球气候的影响。经过研究，人们认为在有可能引起气候变化的各种大气污染物质中，二氧化碳具有重大的作用。从地球上无数烟囱和其他种种废气管道排放到大气中的大量二氧化碳，约有 50% 留在大气里。二氧化碳能吸收来自

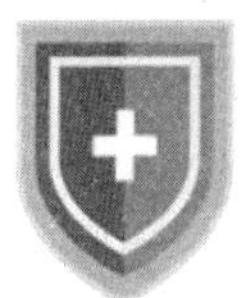

地面的长波辐射，使近地面层空气温度增高，称为“温室效应”。经粗略估算，如果大气中二氧化碳含量增加 25%，近地面气温可以增加 0.5 ~ 2℃。如果增加 100%，近地面温度可以增高 1.5 ~ 6℃。

（二）水污染及其危害

水污染是指水体因有害物质的介入，导致其化学、物理、生物或者放射性等方面特征改变，从而影响水的有效利用，危害人体健康或者破坏生态环境，造成水质恶化的现象。

1. 危害人体健康

水体受生物性致病因子污染后，居民常通过饮用、接触等途径引起介水传染病的暴发流行，对人体健康造成危害。最常见的疾病包括霍乱、伤寒、痢疾、肝炎等肠道传染病及血吸虫病、贾第虫病等寄生虫病。

水体受工业废水污染后，水体中各种有毒化学物质如汞、砷、铬、酚、氰化物、多氯联苯及农药等通过饮用水或食物链传递使人体发生急、慢性中毒。

2. 影响工农业与水产业的发展

食品、造纸、餐饮、纺织等工业需要利用水作为原料进行加工生产，水质污染直接影响产品的质量，特别是工业冷却水，如锅炉中的循环水，由于水中硬度、碱度、硫酸盐过高，造成系统堵塞、腐蚀、结垢，严重影响工业设备的正常运行和使用寿命，甚至还会造成爆炸等生产事故。

水是水生生物的生存环境，其化学成分直接影响着生物的生存和发展。水体污染严重影响鱼贝类的生存环境，导致鱼贝类产量降低；有些污染物沉积在鱼体内，导致鱼类变异或死亡。水体污染严重损害渔业等水产业的发展，同时也影响了人们的生活质量。人类长期食用受污染的鱼贝类等食物，会发生慢性中毒。

3. 破坏生态平衡

水生生态系统的富营养化主要是由于供藻类生长的无机营养物过剩导致藻类大量繁殖，使得其他植物吸收的太阳光减少了，水体溶解氧水平降低了，对鱼类和其他脊椎动物可能有毒害作用。导致富营养化的主要营养物是磷酸盐和硝酸盐。这些物质可间接地以含磷或含氮有机物的形式进入水生生态系统或直接以污染物形式进入。许多去垢剂含三聚磷酸盐，同时农业施用的含磷及含氮化肥中有 25% 的污染物进入水体，导致水体富营养化。

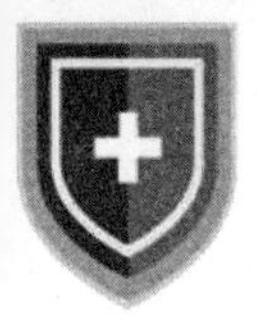

（三）海洋污染及其危害

海洋污染主要来自陆源性污染物排入、海上活动和直接向海洋倾倒废物。主要海洋污染物包括生物性污染物（如传染性病菌和病毒）、有毒有害污染物（如金属和烃类）、放射性污染物、塑料及其他固体废物。

海洋污染的一个严重后果是赤潮。赤潮是由海洋中某些微小的浮游藻类、原生动物和细菌在一定条件下暴发性繁殖或聚集而引起水体变色的一种有害的生态环境异常现象，这主要是人类活动造成海水富营养化的结果。近年来，赤潮范围逐渐扩大，频率不断增加，全世界很多海域不断发生赤潮，造成经济损失十分严重。海洋污染使海洋生物死亡、生物多样性减少、水产品体内残留毒物增加，最直接的后果是减少了人类赖以生存的动物蛋白质的重要来源，并危害人类健康。

（四）土壤污染及其危害

由于人口急剧增长，工业迅猛发展，固体废物不断向土壤表面堆放和倾倒，有害废水不断向土壤中渗透，大气中的有害气体及飘尘也不断随雨水降落在土壤中，导致了土壤污染。

1. 危害人体健康

土壤污染被称作是“看不见的污染”，其他污染形式可通过外在形式向人们敲响警钟，而土壤污染往往容易被人们忽视。重金属类和农药类化合物成为土壤的主要化学性污染物。重金属中的汞、砷、镉、铬、铅等进入土壤后可以被农作物吸收积累，通过地面水和地下水或食物链间接危害人体健康。

2. 导致农作物减产和农产品品质降低

农作物基本都生长在土壤上，如果土壤被污染了，污染物就通过植物的吸收作用进入植物体内，并可长期累积富集，当含量达到一定数量时，就会影响作物的产量和品质。如长期大量使用氮肥，会破坏土壤结构，造成土壤板结，使其生物学性质恶化，影响农作物的产量和质量。过量使用硝态氮肥，会使饲料作物含有过多的硝酸盐，妨碍牲畜体内氧的输送，使其患病，严重的还会导致死亡。

3. 影响生态系统平衡

土壤中的污染物不但影响人体健康，而且以相同的方式影响其他生物的生存健康。这将导致物种减少，生物多样性下降，降低了生态系统的自我调节能力。

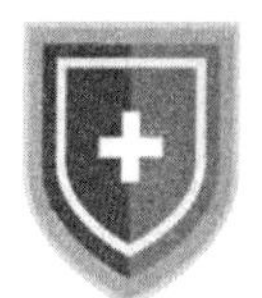

4. 加速环境污染

土壤是一个开放的系统。土壤系统通过大气、水体和生物等自然因素及人类活动，与环境相互联系、相互作用。这种相互联系和相互作用是通过土壤系统与环境间的物质和能量的交换过程来实现的。物质和能量由环境向土壤系统输入，引起土壤系统状态的变化；由土壤系统向环境输出，引起环境状态的变化。环境中的污染物以沉降方式通过大气、以污灌溉或施用污泥等方式通过地表水进入土壤，造成土壤污染；而土壤中的污染物经挥发、渗透后又重新进入大气和地下水中，造成大气和地下水污染。

第二节　环境监测和生物监测

一、环境监测

环境监测是分析、测定、评价环境污染物的种类、来源、含量、分布状态和环境背景值，研究环境质量的变化，并描述环境状态与演化、科学预报环境质量发展趋势的技术。

环境监测是伴随着环境污染的产生而发展起来的，至今已有半个多世纪的历史。在工业发达国家，环境监测发展大体经历了以典型污染事故调查监测为主、以污染源监督性监测为主和以环境质量监测为主等三个阶段。

（一）环境监测的对象和分类

环境监测的对象包括自然因素、人为因素、污染组分。

环境监测可从多个角度来划分。其中，按监测任务可划分为：

1. 常规监测

包括对污染源的监测和对环境质量的监测，以确定环境质量及污染源状况，评价控制措施的效果，衡量环境标准实施情况和环境保护工作的进展。这是监测

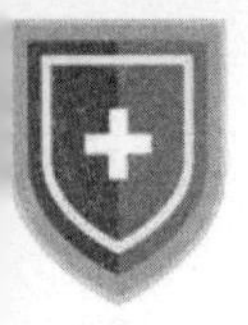

工作中量大、面广的工作。

2. 特定目的监测

污染事故监测：在发生污染事故时，及时深入事故地点进行应急监测，确定污染物的种类、扩散方向、速度和污染程度及危害范围，查找污染发生的原因，为控制污染事故提供科学依据。这类监测常采用流动监测（车、船等）、简易监测、低空航测、遥感等手段。

纠纷仲裁监测：主要针对污染事故纠纷、环境执法过程中所产生的矛盾进行监测，提供科学公正的数据。

考核验证监测：包括人员考核、方法验证、新建项目的环境考核评价、排污许可证制度考核监测、“三同时”项目验收监测、污染治理项目竣工时的验收监测。

咨询服务监测：为政府部门、科研机构、生产单位所提供的服务性监测，为国家政府部门制定环境保护法规、标准、规划提供基础数据和手段。如建设新企业应进行环境影响评价，需要按评价要求进行监测。

3. 研究性监测

针对特定目的科学研究而进行的高层次监测，是通过监测来了解污染机理和污染物的迁移变化规律、研究环境受到污染的程度。例如，环境本底的监测及研究、有毒有害物质对从业人员的影响研究、为监测工作本身服务的科研工作的监测（如统一方法和标准分析方法的研究、标准物质研制、预防监测）等。这类研究往往要求多学科合作进行。

此外，按监测介质或对象可分为水质监测、空气监测、土壤监测、固体废物监测、生物监测、噪声和振动监测、电磁辐射监测、放射性监测、热监测、光监测、卫生监测（病原体、病毒、寄生虫等）等；按专业部门可分为气象监测、卫生监测、资源监测等；按监测的手段又可分为化学监测、物理监测、生物监测、生态监测等；按监测区域可分为厂区监测和区域监测等。

（二）环境监测的目的

环境监测的目的主要是为了能够准确、及时、全面地反映环境质量现状及发展趋势，为环境管理、污染源控制、环境规划等提供科学依据。

（1）根据环境质量标准评价环境质量。

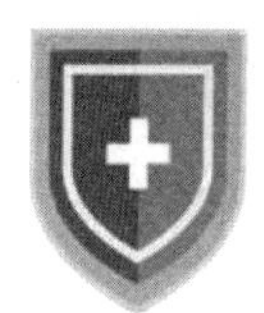

（2）根据污染分布情况，追踪寻找污染源，为实现监督管理、控制污染物提供依据。

（3）收集环境本底数据，积累长期的监测资料，为研究环境容量、实施总量控制和目标管理、预测和预报环境质量提供数据。

（4）为保护人类健康、保护环境，合理使用自然资源，制定环境法规、标准、规划等。

（三）环境监测的过程

环境监测的过程一般包括：接受任务、现场调查和收集资料、制订监测计划、优化布点、样品收集、样品保存与运输、样品预处理、分析测试、数据处理、综合评价等。

首先，根据监测目的要求进行现场调查。调查内容包括污染来源、性质、浓度及排放规律：污染受体（居民、机关、学校、农田、水体、森林及其他）的性能、所处位置、水文、地理、气象条件及有关历史状况。其次，设计采样点的数目和位置，确定采样时间和频次，并实施样品采集和保存，将样品及时送到实验室分析测试。最后，将测试的数据进行整理、分析、统计、检验，根据相应的有关标准进行综合评价，写出报告。

（四）环境监测的特点

因为环境污染因子具有污染物质种类繁多、污染物质浓度低、污染物质随时空不同而分布、各污染因子对环境具有综合效应等特点，所以环境监测有以下特点：

1. 综合性

环境监测的综合性主要表现在监测手段、监测对象、监测数据方面。监测手段包括化学、物理、生物、物理化学、生物化学及生物物理等一切可以表征环境因子的方法；监测对象包括水、大气、土壤、固体废物、生物等，只有对它们进行综合分析，才能确切描述环境质量状况；对监测数据进行统计处理、综合分析时，需涉及该地区的自然、社会发展状况，因此必须综合考虑，才能正确阐明数据的内涵。

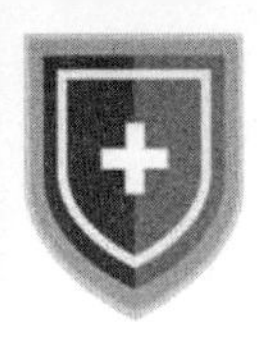

2. 连续性

污染源排放的污染物质或污染因子的强度随时间而变化，污染物和污染因子进入环境后，随空气和水的流动而被稀释、扩散，其扩散速度取决于污染因子的性质。环境污染因子的时空分布性决定了环境监测必须坚持长期连续测定。只有坚持长期测定，才能从大量的数据中揭示污染因子的分布和变化规律，进而预测其变化趋势。数据越多，连续性越好，预测的准确度也就越高，所以监测网络、监测点的选择一定要有科学性，而且一旦监测点位的代表性得到确认，必须长期坚持监测。

3. 追踪性

环境监测是一个复杂而又有联系的系统，包括监测项目的确定，监测方案的设计，样品的采集、保存、运输、处理、实验室测定和数据处理等程序，其中每一步骤都将对结果产生影响。特别是区域性的大型监测项目，参与监测的人员、实验室和仪器各不相同，为使数据具有可比性、代表性和完整性，保证监测结果的准确性，必须建立一个量值追踪体系予以监督，建立完善的环境监测质量保证体系。

（五）环境监测技术

环境监测是环境执法和评价环境质量现状与变化趋势的重要手段。环境监测技术包括采样技术、测试技术和数据处理技术。这里以污染物的测试技术为重点作概述，它主要包括以下几种：

（1）化学分析法：包括重量法和容量分析法等。重量法常用在残渣、降尘、硫酸盐等的测定中；容量分析法被广泛用于溶解氧、生化需氧量、化学需氧量、酸碱度、总硬度、氰化物等的测定。

（2）仪器分析法：广泛应用于存在在各种环境介质中的许多污染物，如大多数有机污染物、无机污染物、重金属类污染物等。仪器分析法主要包括以下几类：①光谱分析法（可见光分光光度法、紫外分光光度法、红外光谱法、原子吸收光谱法、原子发射光谱法、X 荧光射线分析法、荧光分析法、化学发光分析法等）；②色谱分析法（气相色谱法、高效液相色谱法、薄层色谱法、离子色谱法等）；③电化学分析法（极谱法、溶出伏安法、电导分析法、电位分析法、离子选择电极法、库仑分析法等）；④放射分析法（同位素稀释法、中子活化分析

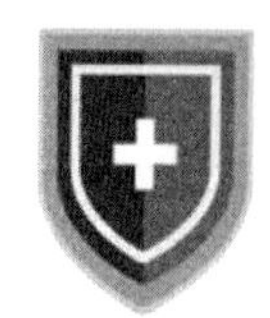

法等)。此外，许多仪器联用及新技术在环境监测中已得到应用，如气相色谱—质谱联用仪(GC-MS)、高效液相色谱—质谱联用仪(HPLC-MS)、气相色谱—傅里叶变换红外光谱联用仪(GC-FTIR)、电感耦合等离子体发射光谱法(ICP-AES)、流动注射分析法(FIA)、酶免疫技术(EIA)等。

(3)“3S”技术：“3S”技术是以遥感(RS)、地理信息系统(GIS)和全球定位系统(GPS)为基础，将RS、GIS、GPS三种独立技术领域中的有关部分与其他高新技术领域中的有关部分(如网络技术、通信技术等)有机地构成一个整体而形成的一项新的综合技术。主要用于流域水文模拟、水资源评价、基于GIS的土地利用状况分析、生态环境变迁分析、生态耗水分析、水资源评价，以及“3S”技术相结合用于精细农业灌溉等。

(六)环境监测的发展趋势

经过几十年的发展，我国环境监测事业取得了很大进展，为环境管理做出了重大贡献。综合国内外环境监测工作发展的历史、规律及特点，我国环境监测发展趋势有如下特点：

(1)在环境污染物的分析项目上，以监测有机污染物为主。一些研究结果显示，我国有毒、有害有机污染物的污染已经非常严重。有机污染物的监测工作成为我国环境监测工作者面临的重大挑战之一，适时、全面、系统地开展有毒、有害有机污染物的监测工作已刻不容缓。

(2)在监控介质上，对水、悬浮物、沉积物、大气、生物界整个体系的有毒、有害的“三致”(致畸、致癌、致突变)物质作全面监控。基于多种有毒污染物如多环芳烃类、多氯联苯类、某些重金属等在环境介质中能积累、迁移、转化的事实，要保障环境安全，不能只局限在对水质监测、保护，还要考虑与水体相关的环境介质(水、悬浮物、沉积物、大气、生物界面等)的综合作用。

(3)在监测分析的精度上，向痕量乃至超痕量分析的方向发展。许多有毒、有害物质，虽然其浓度很低，但对人体的危害极大。因此，要想控制这类污染物质，必须先发展痕量和超痕量分析技术，掌握其污染现状。

(4)监测及实验室分析趋于连续化、自动化。环境质量监测仪器设备实现大型化、自动化、连续化，如环境水质自动监测系统(站)、环境空气质量自动监测系统(地面站)、降水自动采样系统、辐射环境自动监测系统等。污染源监

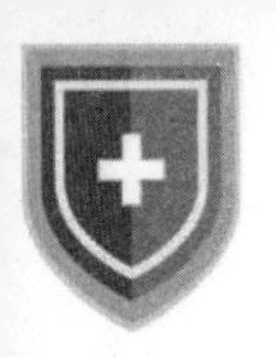

测实现在线自动监控，如废水、废气自动在线自动监测系统、噪声自动在线监测等。

实验室分析测试从手工、经典化学方法向仪器分析发展，并通过计算机技术实现自动化。如测试有机污染物质的气相色谱—质谱联用仪、液相色谱质谱联用仪，测试金属毒物的等离子光谱质谱联用仪，测试分析无机离子的流动注射分析仪等。

（5）现场监测分析仪器趋于快速化、小型化和复合化。在污染突发事故的现场，需要小型、便携、快速的现场监测仪器，如现场应急监测车，配备便携式气相色谱仪、便携式气相色谱质谱联用仪、多种有机污染物光谱测定仪、现场水质实验室、现场速测仪、现场检气管等。

（6）实验室管理系统（LIMS）将得到广泛应用。使用LIMS，能提高实验室管理水平和分析数据采集自动化水平，减少人工干预，确保数据的原始性和准确性，节约人力成本；能规范分析检测工作流程，实现分析检测工作流程化；能使实验室管理人员对实验室的每个情况了如指掌，及时发现不符合质量管理体系的行为，并加以改进以规范实验室工作流程，达到能提高分析数据可靠性、降低实验室运行成本、提高工作效率的目的。

二、生物监测

生物监测在不同学科领域有不同的定义和内容。

环境生物监测是指利用生物个体、种群或群落对环境污染或变化所产生的反应，从生物学角度对环境污染状况进行监测和评价的一门技术，并从生物学角度为环境质量的监测和评价提供依据。

人体生物监测又称人体生物材料检测，是测量人体接触有害化学物后，人体生物材料中该化学物或其代谢物的含量或产生的生物效应，用以评价人群接触有害物质的内剂量和健康影响。

（一）环境生物监测

目前，环境生物监测逐渐成为环境监测的重要组成部分之一。

1. 环境生物监测的原理

环境生物监测的理论基础是生态系统和生物学理论。生物与其生存环境不断

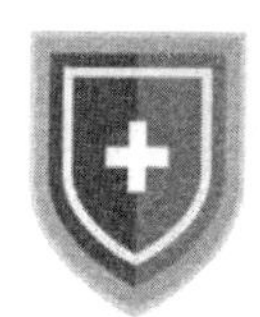

地进行物质和能量的交换，两者相互作用、相互影响、相互制约。当环境受到污染后，污染物进入生物体内并发生迁移、蓄积，导致生态系统中各级生物在环境中的分布、生长发育状况、生理生化等指标发生相应的变化。如水环境受到污染时，藻类的细胞密度和光合作用强度均会发生变化。环境生物监测正是利用生物对环境污染的这些反应来度量环境污染的状况和程度。

2. 环境生物监测的分类

环境生物监测可从生物的不同特性进行分类。按照生物的生长环境可分为被动生物监测和主动生物监测；按照生物属性分为植物、动物和微生物监测；按照生物所处的环境介质分为大气、水体和土壤污染的环境生物监测。根据生物学层次划分，环境生物监测又可分为生态（群落生态和个体生态）监测、生物测试（急性毒性、亚急性毒性和慢性毒性测定），以及分子、生理生化指标和污染物在体内的行为测试等方面。

3. 环境生物监测在不同环境介质中的应用

环境生物监测可应用于多种不同的环境介质中，如大气污染的监测包括植物、动物和微生物监测，应用较为成熟的为植物监测，其指示植物主要为三类：高等植物、地衣和苔藓。在土壤环境监测中主要采用土壤动物、指示植物、土壤微生物、土壤酶活性等指示物来监测土壤受污染的种类和程度、反映土壤的质量。在水环境监测中，由于水环境中存在的大量水生生物与水体共同组成了水生态系统，水生态系统的任何变化都可能影响水生生物各种结构与功能，因此，水生态系统中的生物群落监测、水生植物的叶绿素 a 和微生物检测法都可用来评价水环境的污染状况。

4. 环境生物监测的发展趋势

随着环境科学的发展，环境生物监测在其实用性、代表性和综合性等方面获得了很大发展，其内涵和外延都得到了大大的拓展，逐步与环境问题的多样性和复杂性相适应。越来越多的环境生物监测数据参与到环境管理决策过程中，为环境监测的早期预警、突发事件、生态系统监测和风险评价等提供了更广阔的依据，同时也不断对环境生物监测提出新的要求和挑战。我国环境生物监测起步晚，无论在理论还是技术上都需要进一步发展和完善，需要建立环境生物监测的标准化体系，加强环境生物监测的立法管理；建立自动在线环境监测系统、早期预警系统及监测数据库，使监测数据系统化、网络化；采用环境生物监测与理化

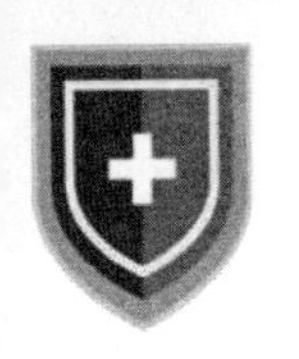

监测相结合，使监测技术简单、快速、准确，提高监测效率；加强国内国际合作，继续寻找更多更可靠的敏感指示生物。

（二）人体生物监测

1. 人体生物监测的概念

环境中有害物质的评估以往依靠环境监测，即监测空气、水、土壤和食品中有害物质的浓度来衡量其危害程度，但这只能反映环境中化学毒物的存在水平，不能准确代表人体接触后的实际情况。20 世纪 70 年代以来，随着环境医学与环境监测研究及实践的进展，人体生物监测已逐渐形成一个新的分支，在评价环境质量及人体健康效应方面，愈加显示出它的特点及重要性。

人体生物监测是定期、系统、连续地检测人体生物材料中的毒物或其代谢物的含量或由其导致的无害性生化改变的水平，以评价人体接触毒物的程度及对健康的影响。人体生物监测主要通过对人体生物材料进行各种检测来实现。生物材料是指人体体液（如血液）、排泄物（如呼出气、尿液）、毛发、指甲，以及组织脏器等的总称。对生物材料的检验可以有效地了解外源性有害物质及其代谢产物进入人体内的实际剂量及产生的效应水平。

2. 人体生物监测的类型

人体生物监测指标用来表示近期机体接触外源性化学物的剂量、机体的累积接触量、作用在靶器官或组织的剂量，以及机体产生的生物效应的程度。

在人体生物监测中，能够作为生物监测的指标通常称为生物标志物。一般来讲，生物标志物指生物系统接触外源性物质后出现的一种改变，主要是化学物质在生物体内形成的代谢产物，以及可测定的生化、生理、免疫、细胞或分子的变化，主要用于接触评价、健康危害评价和临床诊断等。

生物标志物可分为三类：

（1）接触性生物标志物，即生物体内可分析测定的有害物质、代谢产物，以及它们同生物体内分子或细胞相互作用所形成的中间物等，可分为特异性指标和非特异性指标两大类。特异性指标是直接测定化学物原形或其代谢产物，如果测定的为化学物原形，则该物质不需要经生物转化或缺乏毒物代谢动力学资料；非特异性指标是指化学物在人体代谢的产物并非接触该物质特有的指示物。

（2）效应生物标志物，是指在一定的环境暴露物的作用下，机体产生的可以

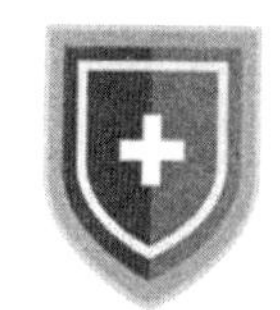

测定的生化、生理变化或其他生物学变化。

（3）易感性生物标志物，是关于个体对外源化学物的生物易感性的指标，即反映机体先天具有或后天获得的对接触外源性物质产生反应能力的指标。如外源化学物在接触者体内代谢酶及靶分子的基因多态性，属遗传易感性标志物。环境因素作为应激原时，机体的神经、内分泌和免疫系统的反应及适应性，亦可反映机体的易感性。易感性生物标志物可用以筛检易感人群，保护高危人群。

对特定的化学物来说，有的可测定其原形或代谢物或生物效应，有的既可测定其原形，又可测定其代谢物或生物效应。

3. 监测指标的选择原则

监测指标的选择应根据毒物代谢特征及监测目的而定，但也需要满足以下要求：

（1）特异性好。监测指标能反映一个或一类特定化学物的接触内剂量，如血铅可反映机体接触铅量，血中胆碱酯酶活性能反映有机磷或氨基甲酸酯类农药的接触程度，但不能反映接触农药的具体种类。

（2）有明确的剂量关系。即能反映化学物的内剂量与外接触量的相关关系，如接触者血铅含量的高低与其所在的环境空气中铅含量的高低有关。因此，血铅是较理想的生物监测指标。

（3）有明确的效应关系。即能反映化学物的内剂量与所产生的生物效应的相关关系。

（4）应有足够的稳定性。作为生物监测指标的生物材料和所含有的化学物原形或其代谢物或生物效应指标，应能在一定时间内稳定不变，以便准确测定。

（5）有相应的准确可靠的监测方法。

4. 人体生物监测的特点及意义

与环境监测不同，生物监测是以评价接触者接触水平为中心，进而可以估计环境的质量状况。应当强调的是其检测的系统性、连续性，否则只能是一次检测，而非监测。人体生物监测具有以下特点：

（1）可反映不同途径（消化道、呼吸道、皮肤）和来源（食物、空气、水、职业与非职业的）的总的接触量，而环境监测只能反映环境中通过呼吸道进入机体的量。

（2）可以直接检测引起健康损害作用的内接触剂量或内负荷，与保护职业人

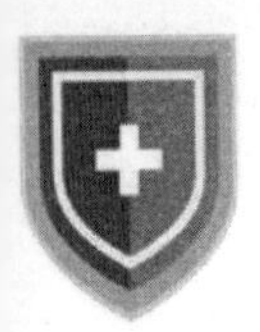

群健康关系更为密切。

（3）综合了个体接触毒物的差异因素和毒物的典型动力学过程及其变异性。

（4）通过易感性指标的监测，可以早发现、早确定易感人群。

（5）一般花费较少，可较早地检出对健康可能的损害，为及时采取预防措施提供依据。

人体生物监测通过对不同生物材料中有毒物质的检验，不仅可以准确反映从各种途径摄入人体内的外源性有害物质的内剂量，而且能够了解有害物质对生物体产生的毒性效应水平。根据监测的结果，可以评价人体接触有害物质的水平和这些有害物质进入人体后对人体造成的危害程度，为中毒诊断和治疗疗效观察提供重要的参考依据。通过测定生物材料中微量元素的含量，可为地方病和营养元素缺乏病的诊断和防治提供基础资料，还可为制定相关卫生标准、正常参考值和生物接触限值等提供科学依据。

5. 人体生物监测的基本程序

人体生物监测的基本过程包括样品的收集、运输、保存、取样、预处理、检测分析、质量保证和结果评价等过程。获得有代表性的样品是生物监测过程中首要注意的问题，由于人体本身存在个体差异，样品的代表性相对较差，所以应该按照有关要求采样，尽量减少采样过程带来的误差。在样品的运输和保存过程中，要防止待测成分发生变化和防止样品本身的变质，因为有些样品在保存过程中可能发生一些化学变化，需要尽快分析检测。

人体生物监测采集的生物材料样品种类繁多、成分复杂，大多数样品难以直接测定，因此，通常需要对样品进行必要的预处理后方能测定。检测元素和无机污染物可进行灰化、消化、沉淀分离或离子交换层析等前处理；检测有机污染物常用的前处理方法是溶剂抽提、层析分离或蒸馏和挥发分离等。

在评价有害因素对人体健康的影响或人体是否缺乏某种微量元素时，可分别用生物接触限值和正常参考值作为评价依据。生物接触限值是为保护劳动者健康，对生物材料中有害物质或其代谢产物、或引起的生物效应等推荐的最高容许量值；正常参考值则是指无明显肝、肾及血液系统疾病和无职业有害因素接触史的“健康正常人”的生物材料样品中某种成分的含量或生物指标值，常通过对某地区的“健康正常人”抽样检测所测得结果进行统计分析而确定。

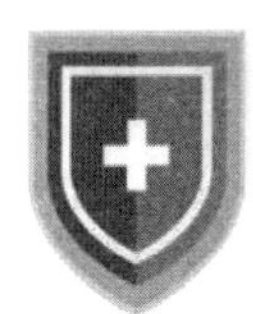

第三节 环境有害因素的识别

一、环境（有害）因素的识别

环境（有害）因素是指对大气、水、土壤、资源等产生污染的因素。具体地说，环境因素是一个组织的活动、产品或服务中能与环境发生相互作用的要素。在施工活动、建筑产品设计或工程服务中包含着许多的基本要素，每一个基本要素都有可能与环境发生作用，作用的结果即产生有益或有害的影响。例如，建筑产品设计的环境因素一般有建筑产品及其相关功能的环境影响，建筑材料、设备选择和确定的施工工艺的环境影响等。工程施工砼浇注过程的环境因素一般有施工噪声、原材料拌和粉尘、施工污水、施工垃圾、有毒有害物的排放，水泥、砂、石、水、电等资源消耗等。

项目识别环境因素时应考虑本单位的活动中自身可以管理，以及自身不能直接管理但能够施加影响（如对供应商、运输商、分包商施加影响）的环境因素。因此，在识别环境因素时，必须考虑环境因素的“三种状态”“三种时态”和“七个方面”。

1. 环境因素的“三种状态”

即正常、异常和紧急状态。环境因素的识别不仅要考虑正常情况，还要考虑如事故、机器检修等异常情况，以及火灾、爆炸等紧急情况。

（1）正常状态：指稳定、例行性、计划已作出安排的活动状态，如正常施工状态。

（2）异常状态：非例行的活动或事件，指关闭、启动、检修或可合理预见的，对环境造成影响的状态。如锅炉、发电机启动时排污量大；来料不纯导致局部排污剧增；工厂定期检修清洗设备时产生高浓度废液等。

（3）紧急状态：指可能出现的突发性事故或环保设施失效的紧急状态，如发

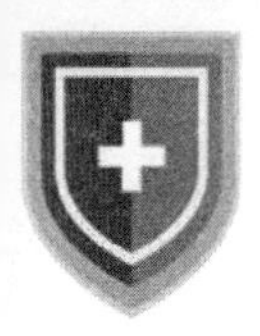

生火灾事故、地震、爆炸等意外状态。对可预见的紧急情况中存在的环境因素，应有相应的措施、计划，以保证其环境影响最小化。如一个地区每年都受到洪水的威胁，那么在环境因素评价时，就必须对这种紧急状态下的环境因素予以全面考虑，并形成应急制度与办法。

2. 环境因素的“三种时态”

即过去时态、现在时态和将来时态。组织在识别环境因素时，不仅要考虑现在的情况，也应看到以往遗留的环境问题，以及将来会出现的环境问题。

（1）过去时态：以往遗留的环境问题或过去曾发生的环境事故对目前的施工过程、活动产生影响的环境问题等。例如，工厂虽使用了全新设备，但偶尔也使用旧设备，若对旧设备维护不当，其产生的废油可能污染地下水；过去发生的化学品泄漏事件等。

（2）现在时态：当前施工现场正在发生的、现存的并持续到未来的环境问题。

（3）将来时态：组织将来产生的环境问题。如产品出厂后可能带来的环境问题；产品报废时的处置、将来的法律、法规和其他要求及其变更计划中的活动可能带来的环境问题；新项目引入、新产品、工艺改造可能带来的环境问题。

3. 环境因素的“七个方面”

即环境因素的七种表现形式。进行环境因素识别时，应考虑这“七个方面”。

（1）大气排放：包括向大气实施点源、无组织排放各类污染环境因素，如冬季施工现场锅炉的烟尘排放、土方作业活动施工粉尘的排放、锅炉燃烧产生的废气（主要有二氧化碳、二氧化硫、氟氧化物）和烟尘等。

（2）水体排放：生活污水与施工过程形成的废水等污染因素的产生与排放，如食堂含油污水的排放、砼搅拌站的污水排放等。

（3）各类固体废弃物：包括施工过程及生活、办公活动中产生的各种固体废弃物，如建筑垃圾、生活垃圾、办公垃圾等。

（4）土地污染：由各种施工化学物质、油类、重金属等对土壤所造成的污染、积累和扩散。

（5）原材料和自然资源的耗用：施工和办公过程中对原材料、纸张、水、电等方面资源的耗用。

（6）社区问题：如施工噪声、夜间工地照明的光污染等。

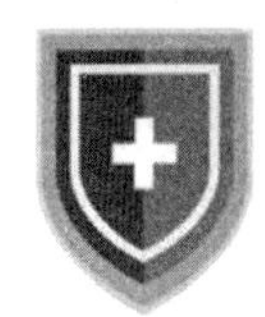

（7）当地其他环境问题：如生态环境破坏、电磁污染、地层下陷等。

4. 环境因素识别的范围

环境因素通常按照施工流程进行识别，这样可以避免环境因素的遗漏。特别是初始环境因素的识别应重点明确识别范围，识别的范围应与工程项目的特点相对应。

（1）实际位置：包括施工场所（固定和临时的）所处的地址及场所中的仓库、施工用的设备设施、办公室等所处的位置，也包括在场所之外的活动与过程发生的位置，如运输服务、回访保修服务等。

（2）组织单元：是指承担工程项目相应职能的部门、岗位，以及承担特定工作任务的临时性组织形式。组织单元可以是项目自身职能和行政管理的整体、部分或结合体，如项目环境管理部门或项目分包单位等。

（3）活动与过程：在确定识别范围时，尤其需要关注与工程项目直接相关的过程和活动；同时还需要考虑那些在项目的固定场所之外进行的某些活动或过程，如材料运输、分包场地的钢筋制作等。

（4）考虑的时期：包括过去的和将来的时间段。例如，考虑项目开工以来的环境管理状况，调查可能发生的施工污染事故事件，以及项目能源消耗的情况。

（5）变化的情况：任何变化情况涉及的施工作业区域、活动、产品、服务，包括施工及支持活动（如设计变更导致的变化）涉及的区域。

在保证覆盖所有施工和相关活动范围的前提下，应重点关注那些产生重大环境影响和在未来施工过程中可能具有关键功能区域的环境因素。

二、职业性有害因素的识别

职业性有害因素是指工作场所中存在或产生的可能使从事职业活动的劳动者导致职业病的各种危害因素。主要包括各种有害化学、物理、生物等因素，以及在作业过程中产生或存在的其他职业性有害因素。

职业性有害因素识别是指在职业卫生工作中，根据经验或通过工程分析、类比调查工作场所监测、职业流行病学调查及实验研究等方法，把工作场所中存在的职业性有害因素鉴别出来的过程。职业性有害因素的识别是职业卫生工作的首要环节，也是职业卫生工作者的一项基本工作。

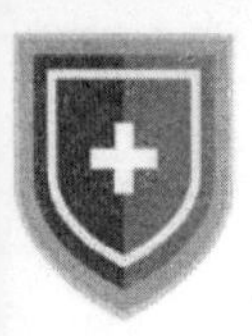

1. 职业性有害因素的识别与分析的意义

识别工作场所职业病危害因素，可确定危害因素的种类、来源、形式或性质、分布、浓度或强度、作用条件、危害程度，有助于确定职业病危害监测指标；分析影响劳动者健康的方式、途径、程度，确定健康监护指标，为职业病诊断提供证据；作为建设项目职业病危害评价工作的基础和重要环节，明确职业病危害控制的目标，指导职业病危害防护措施的实施；同时为职业卫生管理提供科学依据。总之，职业病危害因素的识别与分析是职业病防治工作的主要任务之一，也是职业安全健康、职业卫生监督的重要技术支撑。

2. 职业性有害因素识别的依据

按照劳动条件的生产工艺过程、劳动过程及生产环境，可将职业病危害因素的来源分为三大类：

（1）生产工艺过程中产生的有害因素，主要包括化学因素、物理因素及生物因素。化学因素主要有生产性毒物（如铅、苯、汞、一氧化碳、有机磷农药等）、生产性粉尘（如矽尘、煤尘、石棉尘、水泥尘、金属尘、有机粉尘等）。物理因素主要有异常气象条件（如高温、高湿、低温等）、异常气压（高、低气压等）、噪声与振动（如机械性噪声与振动、电磁性噪声与振动、流动性噪声与振动等）、电离辐射（如 α、β、γ、X 射线、质子、中子、高能电子束等）、非电离辐射（如可见光、紫外线、红外线、射频辐射、激光等）。生物因素主要有炭疽杆菌、布氏杆菌、森林脑炎病毒、真菌、寄生虫等。

（2）劳动过程中的有害因素，主要有劳动组织和劳动休息制度不合理；劳动过度心理和生理紧张；劳动强度过大，劳动安排不当；不良劳动体位和姿势，或使用不合理的劳动工具。

（3）生产环境中的有害因素，主要包括自然环境中的因素，如在炎热季节受到长时间的太阳照射导致中暑等；厂房建筑或布局不合理，如采光照明不足，通风不良，有毒与无毒、高毒与低毒作业安排在同一车间内等；来自其他生产过程散发的有害因素的生产环境污染。

在职业环境中常常存在多种职业性有害因素，操作者同时或相继接触各种有害因素，因此往往同时存在多种有害因素对劳动者的健康产生联合作用。如矿井工人可同时接触粉尘、振动、噪声、放射性气体等；铸造工人同时受高温、矽尘、噪声、振动、一氧化碳、金属烟尘等的危害。职业性有害因素的联合作用，

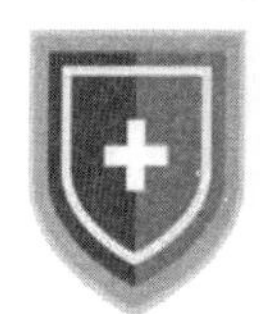

其作用强度和性质会有所改变，因此在识别职业性有害因素对健康的影响时，要注意多因素联合作用对工人的健康效应，并制定某些常见职业因素联合作用的卫生标准。

（1）物理因素的联合：如高温和高湿、振动和噪声、低温和振动等。

（2）化学因素的联合：生产环境中常有数种毒物同时存在并作用于人体，这种联合作用可表现为独立作用、相加作用、增强作用。在化工、染料、制药、冶炼等行业中，这种联合作用极为多见，如油漆工同时接触二氯甲烷和甲苯时，比单独接触二氯甲烷的作用持久，毒性有增强作用。

（3）物理和化学因素的联合：关于高温环境与工业毒物的联合作用研究最多。高温可改变化学物质的物理性状，如使有机溶剂挥发加快、空气中的毒物浓度增加。

第四节　环境危险程度的评价

一、危险度评价的基本概念

危险度评价是在综合分析人群流行病学调查、毒理学试验、环境监测和健康监护等多方面研究资料的基础上，对化学物损害人类健康的潜在能力做定性和定量的评估，对环境评价过程中存在的不确定性进行描述与分析，进而判断损害可能发生的概率和严重程度。目的是为了确定可接受的危险度水平和实际安全剂量，为政府部门做出正确的卫生和环保决策、制定相应的管理法规和卫生标准提供科学依据。

任何一种化学物都是有毒的，但并非在任何情况下都会对环境和人类构成实际危害。是否产生危害取决于在特定接触条件下，化学物毒物作用特征的有无、剂量—反应关系的大小，以及人体实际接触的剂量的多少。

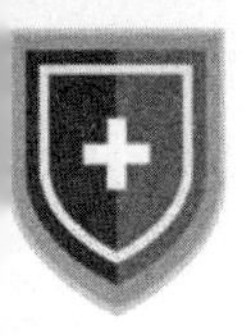

二、危险度评价的步骤

危险度评价包括四个步骤：危害鉴定、剂量—反应关系评估、暴露评估和危险度特征分析。在整个危险度评价过程中，每一个步骤都存在着一定的不确定性。

1. 危害鉴定

危害鉴定是危险度评价的第一阶段，亦即定性评价阶段，其目的是判断在一定情况下接触某化学物后是否可能产生危害，其不良的健康效应是什么，确定特定的化学物是否与某特定的健康效应有因果关系。对于现存的化学物质，主要是评审该化学物质的现有毒理学和流行病学资料，确定其是否对人体健康造成损害；对危害不明确的新化学物质，需从头收集较完整而可靠的资料。一般来讲，在方法上常用病例收集、环境毒理学、短期简易测试系统 [如污染物致突变性检测（Ames 试验）、微核试验等]、长期动物实验，以及流行病学调查方法来进行。此外，还可将待评化学物质与已知致癌物进行分子结构比较。根据构—效关系理论，通常认为与已知致癌物的化学物结构相似的化合物，可能具有致癌性。

2. 剂量—反应关系评估

剂量—反应关系评估是危险度评价的重要核心部分，是定量评价的阶段。目的是为求得某化学物的剂量（浓度）与主要的特定健康效应的定量关系。确定暴露水平与健康效应发生概率之间的关系，找出规律，了解剂量—反应模式，以用于危险度分析。

剂量—反应关系评估方法包括有阈值和无阈值两类评估方法，前者用于非致癌效应的剂量—反应评估，后者用来评估致癌物的剂量—反应关系。有阈值理论认为，化学物质在低于某一剂量（阈剂量）时，不会对机体产生危害；无阈值理论认为，化学致癌物即使在浓度很低的情况下，也会引起机体内生物大分子 DNA 的不可逆损伤。

（1）有阈值化学物质的剂量—反应关系评估：利用动物或人的定量资料，确定人暴露于该物质不致引起有害健康效应的最高剂量，以此作为参考值，来评价危险人群在某种暴露量下的危险度，或据此推算该物质在环境介质中的最高容许浓度（或可接受的限量）。

（2）无阈值化学物质的剂量—反应关系评估：这类化学物质是致癌物，剂

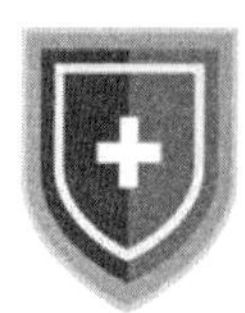

量—反应关系已知或假设是无阈值的，即大于零的任何剂量在某种程度上都有可能导致有害效应，因此对这类物质的剂量—反应关系评估的关键是确定低剂量范围内的剂量—反应的定量关系，以作为预测危险人群在某特定暴露水平下的危险度的方法学依据。

3. 暴露评估

暴露评估是对人群暴露于环境介质中有害因子的强度、频率、时间进行测量、估算或预测的过程，是进行风险评估的定量依据。暴露评估的目的是估测整个社会（或全国或某一地区）人群接触某种化学物质的可能程度。

没有人群的暴露也就不会有危害，暴露评价要确定暴露水平（剂量）和暴露人群的特征。暴露剂量分为外暴露剂量和内暴露剂量。确定外暴露剂量时，首先应通过调查和检测明确暴露特征，有毒物质的理化特性及排放情况，在环境介质中的转移及分布规律，暴露途径、暴露浓度、暴露持续时间等。内暴露剂量可通过测定内暴露剂量的生物标志来确定或根据外暴露剂量推算（内暴露剂量 = 摄入量 × 吸收率）。内暴露剂量比外暴露剂量更能反映人体暴露的真实性，为精确计算剂量—反应提供更为科学的基础资料。

暴露人群的特征包括人群的年龄、性别、职业、易感性等。

4. 危险度特征分析

根据上述三个阶段所获取的数据和定性、定量评估结果，估算在不同接触条件下，该化学物可能产生的健康危害的强度或某种健康效应的发生概率，分析判断人群发生某种健康危害的可能性，并指出各种不确定因素。因此，危险度特征分析主要包括两方面的内容：一是对有害物质的风险大小做出定量估算与表达；二是对评估结果的解释与对评估过程的讨论，特别是对前面三个评估阶段中存在的不确定性作出评估，即对风险评估结果本身的风险作出评估。

对有阈值化学物，把与参考剂量相对应的可接受危险度概率定为 10^{-6}（指为社会公认、为公众可接受的不良健康效应的概率，可因条件的变更而改变，波动为 10^{-6} ~ 10^{-3} 或 10^{-7} ~ 10^{-4} 之间）。可计算出：①人群终生超额危险度；②人群年超额危险度；③人群年超额病例数。

对无阈化学物可计算出：①人群终生患癌超额危险度；②人均患癌年超额危险度；③人群超额患癌病例数。

危险度评价的 4 个步骤并非缺一不可，有时可将第 3 个步骤省去，仅用人类

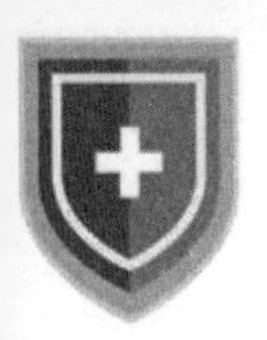

接触的假定水平予以计算，或者先定出可接受的危险水平，然后以此作为限值，估算出人类相对安全的接触水平。在进行具体危险度评价时，应根据具体情况而定。

三、危险度评价的不确定性因素

在危害鉴定与剂量—反应关系评估阶段存在着很多不确定因素，如存在实验动物资料向人外推、高剂量向低剂量外推、较短染毒时间向长期持续接触外推、少量人群资料向大量人群外推的不确定性等。

如果能获得人群流行病学研究数据或从临床研究获得人体数据，在危害鉴别及其他步骤中应当充分利用。然而，对大多数化学物而言，临床和流行病学资料是难以得到的。

四、危险强度的确定

危险度评价是分析和评估暴露于环境危害因子与健康和安全性关系的过程，包括相对危险度评价、危险度权衡分析、危险度信息交流、投资—效益分析、决策分析、生命周期分析等一套正式或非正式的分析。危险强度的确定是危险度评价中非常重要的内容。

常用相对危险度（RR）或比值比（OR）及其 95% 可信区间与 P 值来评价危险因素与疾病的联系强度。当 RR 或 OR 值是 0.9 ~ 1.1 时为无联系，0.7 ~ 0.8 或 1.2 ~ 1.4 时为弱联系，0.4 ~ 0.6 或 1.5 ~ 2.9 时为中等度联系，0.1 ~ 0.3 或 3.0 ~ 9.9 时为强联系，10 为极强联系。也可简单地根据 RR（OR）值的大小将危险度分为高（≥ 10）、中（2 ~ 9）和低（≤ 2）三个等级。

五、危险度评价的用途

危险度评价的用途包括：①预计可能产生的健康效应类型的特征；②估计这些健康效应发生的概率；③估计具有这些健康效应的人数；④提出空气、水、食品中某种有害物质的可接受浓度的建议值；⑤有针对性地提出疾病预防控制的重点因素。

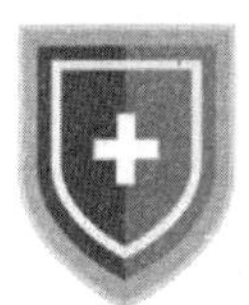

第五节 环境有害因素的控制

随着我国国民经济实力的提高和公民环境意识的加强，减少环境污染、加强生态环境建设的要求越来越迫切。目前，我国环境污染的防治措施逐渐以“预防为主，防治结合”为指导方针，具体措施如下：

1. 污染控制正逐渐从末端治理转变为清洁生产

末端治理是我国长期以来治理环境污染的一种基本手段，主要是通过环保部门强制排污单位采取必要的污染治理措施。这种治理方式是被动的，在不改变原有工艺的情况下，企业往往要花费大量的人力、物力和财力进行污染治理，增加了企业成本，因此使得大多数企业缺乏污染治理的积极性，甚至逃避承担对环境污染的责任。清洁生产是实行全过程控制的一种形式，是一种主动的环境污染控制和治理模式。它主要包含了两个方面：①在微观层次上，要求企业在生产过程中采用无毒无害的原材料、少废无废的清洁工艺、物料的闭路循环，节约原材料和能源，尽最大可能减少污染物的毒性和排放，生产的产品在使用中和使用后不会危害人体健康和生态环境，并易于回收和再生，易处理、易降解；②在宏观层次上，要求从企业战略高度上对整个产品结构、能源消耗构成及产品消费模式进行调整，以达到最大限度地利用资源和最低限度地产生有害废弃物。

我国已推行清洁生产，并明确提出转变大量消耗资源、能源、粗放经营的传统生产发展模式，调整单纯末端治理的环境污染控制体系。推行清洁生产的要求，是我国实施可持续发展的关键措施之一。

2. 以“谁污染、谁付费”“谁治理、谁收益”来代替“谁污染、谁治理”的治理方针

“谁污染、谁治理”是在我国早期环境污染治理工程中提出的要求，对环境污染控制起了一定的作用。但长期以来，国民环境保护意识淡薄，我国在环境污染治理方面缺乏规模效应，大多数企业单纯为了满足市场短期需求和企业近期利

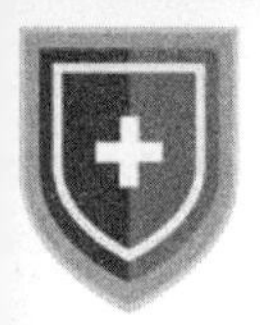

益而逃避承担对环境污染的责任，再加上我国环境保护法规的不完善和对造成环境污染企业的执法、监督不力，导致环境污染未能得到根本治理。

在我国经济实力、科学技术水平和公民生态环境意识不断提高的条件下，应积极推广“谁污染、谁付费”和“谁治理、谁收益”的方针，通过对排污企业征收排污费以积累资金，扶持一批积极性高、技术力量雄厚的企业和团体来承担对环境污染的统一治理，在污染治理方面形成一定的规模效应，同时可以避免环保处理设施的重复投资和重复建设，既节省了资金，又促进了环保企业的发展。

3. 重视废物的再生利用

将废物的再生利用列为环境管理的重点，从而使环境保护不再只是消极地增加成本，而是从积极角度出发，让其产生效益。例如，垃圾发电已为中国各大城市的垃圾处理找到一条可行之路。随着我国经济实力、科学技术水平的不断提高，公民生态环境意识不断增强，在国家环境政策和有关法律、法规的支持下，我国的环境污染治理必然会取得巨大的成就，为我国可持续发展战略起到积极的推动作用。

总之，为了做好环境污染的防治工作，我们每一个公民必须努力增强环保意识。一方面，要清醒地认识到人类在开发和利用自然资源的过程中，往往会对生态环境造成污染和破坏；另一方面，要把这种认识转变为自己的实际行动，以“保护环境，人人有责”的态度积极参加各项环境保护活动，自觉培养保护环境的道德风尚。

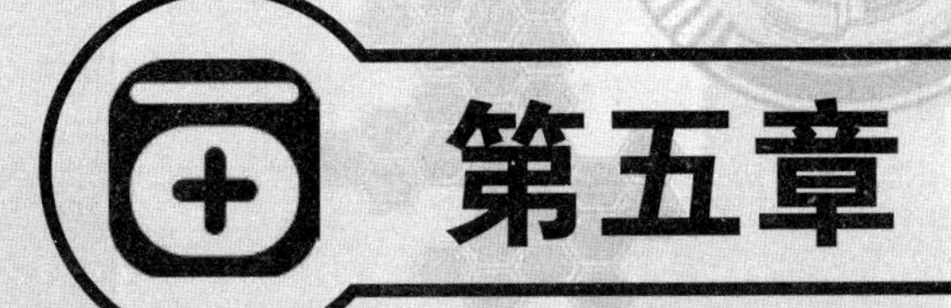

第五章

传染病的预防与控制

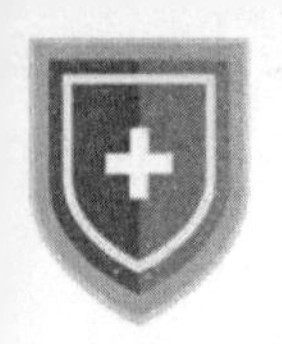

传染病是病原体寄生于机体的表现形式，而感染性疾病泛指由病原性生物引起的人类疾病，其范围比传染病更宽。传染病的传染过程是在个体中发生的。传染病的发生受到病原体的种类及其致病性、病原体入侵宿主的门户及定位、病原体的变异等方面的影响。传染病在人群中流行必须具备传染源、传播途径和易感者三个基本环节，受自然因素和社会因素的影响。疫源地是构成流行过程的基本单位。

第一节　国内外传染病形势

一、人类传染病的历史回顾

20世纪40年代以前，鼠疫、天花和霍乱等烈性传染病，以及伤寒与副伤寒、血吸虫病、疟疾、性病等常见传染病肆虐全球，使死于传染病的人不计其数。传染病曾一度成为威胁人类健康的“第一杀手”。

一个多世纪以来，尤其20世纪40年代抗生素开始使用，以及人类生产和生活条件不断改善，医学科学技术不断发展，许多危害人类健康的急性和慢性传染病得到了有效的预防与控制，大多数常见的传染病、寄生虫病的发病率和死亡率在世界各国均有不同程度的下降。人类的疾病谱发生了很大的变化，传染病已不是威胁人类健康的首要疾病。

二、我国传染病防控的主要成就

党和政府在各个时期提出的卫生工作方针都是注重“预防为主”，经过长期艰苦的努力，一些危害严重的传染病、寄生虫病得到了明显控制，有力地保障了人民群众的健康。自全面推行计划免疫工作以来，麻疹、白喉、百日咳、破伤风等疾病得到有效控制，已不再是威胁儿童健康的重要传染病。传染病的死因位次已落后于心脑血管疾病和恶性肿瘤等非传染性疾病，说明传染病已不是我国最严

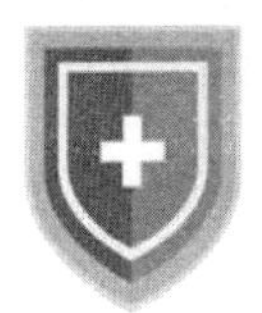

重的公共卫生问题。

三、传染病的流行现状

虽然曾经危害人类健康的各类传染病的发病率在全球范围内有明显下降，但有些传染病在局部地区乃至全世界仍然是重要的公共卫生问题。一些早期已得到控制的传染病死灰复燃，如结核病、白喉、登革热、疟疾等；数十种新的、危害更大的传染病被陆续发现。传染病再度引起全世界的关注，无论是在发达国家还是发展中国家，传染病的预防与控制仍然是一项任重而道远的工作。

四、新发现的传染病

目前新出现的传染病大体包括三类：①在早为人知的疾病中发现了新的病原体，如在消化性溃疡病中发现了幽门螺旋杆菌；②人间可能早已存在，但在近二三十年才被发现和认识的传染病，如莱姆病、戊型和庚型肝炎等；③既往可能不存在，是人类新发现的传染病，如艾滋病等。

第二节　传染病传染的过程

传染病在个体中发生的传染过程是指病原体进入机体后，病原体与机体相互作用、相互斗争的过程。

一、病原体

病原体是指能够使宿主致病的各种生物体，包括细菌、病毒、立克次体、支原体、衣原体、螺旋体、真菌和寄生虫等。不同种类的病原体其病原学特征各异，所引起的传染过程的表现也有差异。病原体侵入人体后，能否引起疾病，取决于病原体的入侵门户与定位、病原体的数量、致病力，以及宿主的免疫状况等因素。

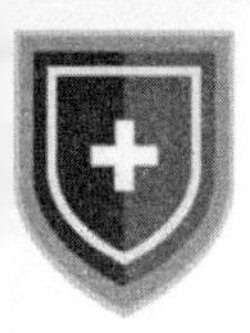

（一）病原体的入侵门户与定位

病原体的入侵门户是指病原体侵入人体的特定途径，即进入机体并能生活、初步繁殖的地点。病原体在人体内生长繁殖的一定部位即为定位，如伤寒杆菌定位于肠道淋巴组织内。能排出大量病原体的定位称为特异性定位。

（二）病原体的几个特性

1. 传染力

传染力是指病原体引起易感宿主发生感染的能力。不同的病原体有不同的传染力，如麻疹的传染力非常强，麻风相对较弱。传染力的大小可用续发率的高低和最小感染量的多少来表示。

2. 致病力

致病力是指病原体侵入宿主后引起临床疾病的能力。致病力可用所有病例数与所有感染数的比值来表示。一般认为，致病力的大小与病原体在体内繁殖的快慢、组织损伤的程度的大小，以及病原体能否产生特异性毒素有关。

3. 毒力

毒力是指病原体感染机体后引起严重病变的能力。毒力强调的是疾病的严重程度，可用严重病例数或死亡数与所有病例数的比值来表示。病死率是测量毒力的一种指标。

（三）病原体的数量

引起易感机体感染所需的最小剂量称为病原体的感染量。病原体入侵数量大、潜伏期较短，表示病情较严重；而病原体入侵数量小，潜伏期较长，则病情较轻。

二、感染谱

病原体与人体之间的传染过程的不同表现形式包括未发生感染、隐性感染、轻型疾病、中型疾病、重型疾病和病死等 6 种形式。宿主机体对病原体传染过程反应的轻重程度的频率称为感染谱或感染梯度。不同的传染病有不同的感染谱，大体可概括为三大类：

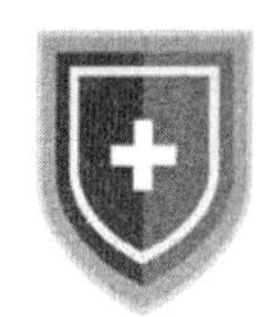

（1）以隐性感染为主，是最常见的表现形式。隐性感染占的比例较大，显性感染只占全部感染者的一小部分，好比海上冰山露出海面的尖顶部分，而大多数隐性感染者犹如隐于海面下庞大的山体，这种感染状态被流行病学家称为“冰山”现象。隐性感染者常因缺乏临床症状，不易被发现，加上隐性感染者又向外排出病原体，有传染性，所以防治隐性感染在流行病学上具有重要意义。

（2）以显性感染为主。大多数感染者在感染后出现明显的临床症状和体征，仅极少数患者有严重症状或死亡。

（3）大部分感染者以死亡为结局。病原体入侵机体后，大多数感染者出现严重的临床症状和体征，导致死亡。

第三节　传染病流行的途径

一、传染病流行的基本环节

传染病在人群中发生的流行过程是病原体从受感染者（传染源）排出，经过一定的传播途径侵入易感者体内而形成新的感染，并不断发生发展。传染病在人群中的发生与流行，必须具备传染源、传播途径及易感人群三个基本环节。

（一）传染源

传染源是指体内有病原体生长、繁殖并且能排出病原体的人和动物，包括患传染病的患者、病原携带者和受感染的动物。

1. 人作为传染源

（1）患者作为传染源。因患者体内通常存在大量病原体，又具有促进病原体排出的临床症状（如咳嗽、腹泻等），因此患者是重要的传染源。患者所经历的患病过程可分为潜伏期、临床症状期和恢复期。患者作为传染源的意义取决于其发病类型、所处病程阶段、病原体排放数量及患者活动范围等。

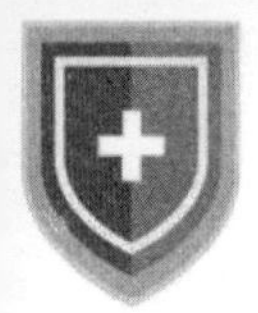

1) 潜伏期

自病原体侵入机体到最早临床症状开始出现的这一段时间称为潜伏期。各种传染病的潜伏期不尽相同，但每种传染病的最短、最长和平均潜伏期相对恒定。有些传染病在潜伏期有传染性，而一些传染病的潜伏期传染性很小，甚至没有传染性。

潜伏期的流行病学意义及应用：①潜伏期的长短可影响疾病的流行过程。一般来说，潜伏期短的疾病流行趋势往往十分迅猛，如流行性感冒，很快即达高峰。②根据潜伏期的长短，确定接触者的留验、检疫或医学观察的期限。一般传染病按平均潜伏期增加 1 ～ 2 d，危害严重传染病按最长潜伏期予以留验。③根据潜伏期的长短，确定免疫接种时间。④根据潜伏期的长短，确定受感染的时间，查找传染源和传播途径。从发病的高峰时间往前推一个该病平均潜伏期，可能为受感染的时间，即可进一步追查传染源及传播途径。⑤根据潜伏期评价某项预防措施的实施效果。

2）临床症状期

出现某种疾病特异性症状和体征的时期称为临床症状期，这是传染性最强的时期。原因是：①处于临床症状期的患者体内病原体数量多；②患者的临床症状有利于病原体的排出和传播。

3）恢复期

一般来说，恢复期传染性逐步消失，但有些疾病患者在恢复期排出病原体，甚至有些患者如慢性伤寒带菌者可以终生排出病原体。

（2）病原携带者作为传染源。病原携带者是指没有任何临床症状，但能排出病原体的人。带菌者、带毒者和带虫者统称为病原携带者。

病原携带者可分为三类：①潜伏期病原携带者，指在潜伏期末即可排出病原体。②病后病原携带者，指临床症状消失后可继续排出病原体。病原携带时间在 3 个月内者，称为暂时性病原携带者；病原携带时间超过 3 个月者，称为慢性病原携带者。③健康病原携带者，指整个感染过程中无明显临床症状与体征，但有排出病原体。

病原携带者作为传染源的意义，取决于排出病原体数量的多少、持续时间的长短，以及个人职业、社会活动范围、个人卫生习惯及防疫措施等。因此，我国法规要求饮食、供水、旅游业、托幼服务机构等某些特殊行业中的服务人员必须

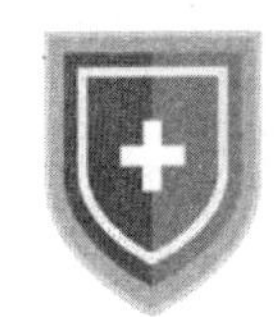

定期进行健康检查；若有带菌者，一般要调离岗位。

2. 动物作为传染源

某些感染动物的病原体对人也有感染性，因此受感染的动物也可成为人类某些传染病的传染源。有些疾病是在动物和人之间传播的，并由共同的病原体引起，称为人畜共患疾病。此类疾病随着人们生产活动范围的扩大、生活方式的变化、与动物的接触日益密切而不断增加。

（二）传播途径

传播途径是指病原体自传染源体内排出，到侵入新的个体之前，在外界环境中所经历的全部过程。

1. 经空气传播

其传播方式包括经飞沫、飞沫核和尘埃传播。

（1）经飞沫传播。当传染源呼气、号哭、咳嗽、打喷嚏时，大量含有病原体的飞沫随气流经传染源的口鼻排出体外。由于体积大的飞沫迅速落到地面，体积较小的飞沫（直径 15 ~ 100 μm）在空气中悬浮的时间不超过 3 s，因此飞沫传播的对象主要是传染源周围的密切接触者。飞沫传播易发生在拥挤、闭塞而不通风的公共场地，如公交车、候车室等。流行性脑脊髓膜炎、流行性感冒等均可经此方式传播。

（2）经飞沫核传播。飞沫核是飞沫表层水分蒸发后干燥形成的蛋白质外壳，壳内含有病原体，以气溶胶的形式飘至远处造成传播。如耐干燥的结核分枝杆菌可经此方式传播。

（3）经尘埃传播。含有病原体的分泌物或较大的飞沫落在地面，干燥后形成尘埃，易感者吸入后即可被感染。如炭疽及结核病的传播等。经空气传播的传染病的流行特征主要有：①传播容易实现且范围较广，发病率高；②传播途径易实现；③在未免疫预防人群中常出现发病率呈周期性升高；④少年儿童多见；⑤具有冬春季节性升高现象；⑥与居民居住条件及人口密度有关。

2. 经水传播

经水传播包括经污染的饮用水和疫水传播。

经饮用水传播的传染病的流行特征有：①病人分布与供水范围高度一致，或有饮用相同水源历史；②暴饮者多发；③除哺乳婴儿外，发病可无明显的年龄、

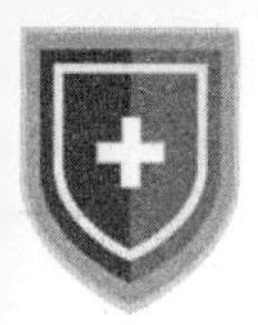

性别及职业差异；④水源若经常被污染，病例终年不断；⑤停用污染水源或净化水源后，传染病暴发与流行即可平息。

人们接触疫水（被病原体污染的水体）时，其病原体可经过皮肤黏膜侵入机体内。经疫水传播的疾病有血吸虫病、钩端螺旋体病等。经疫水传播的疾病的流行特征是：①患者有接触疫水的暴露史；②发病具有季节性和地方性及职业性的特点；③大量易感人群进入疫区接触疫水，可致传染病暴发或流行；④加强疫水处理和个人防护，疫情即可控制。

3. 经食物传播

经食物传播的方式有经本身含有病原体的食物和在不同条件下被污染的食物传播。见于许多肠道传染病与寄生虫病，个别呼吸道传染病也可通过这种途径传播。经食物传播的传染病的流行特征是：①有食污染食物的暴露史，不食者不发病；②当食物被大量病原体污染而进食者较多时，可致传染病暴发；③停止供应污染食物后，疫情即可控制。

4. 经接触传播

包括直接接触和间接接触（日常生活接触）传播。直接接触传播是指传染源与易感者直接接触而不借助外界条件所造成的传播，如性病、狂犬病等；间接接触传播是易感者通过生活接触而被感染，又称日常生活接触传播，被污染的手在此传播中起很重要的作用。

经过间接接触传播的传染病的流行特征是：①病例一般呈散发，可形成家庭或同室成员聚集现象，少有流行发生；②个人卫生习惯及卫生条件差者，发病较多；③流行过程缓慢，无明显季节性特点；④加强管理，严格消毒，注意个人卫生，可减少发病。

5. 经媒介节肢动物（虫媒）传播

包括机械传播和生物性（吸血）传播。

（1）机械性传播。机械性传播指传播媒介与病原体之间没有生物学依存关系，病原体在节肢动物的体表和体内均不能繁殖，仅机械携带病原体实现传播，如苍蝇传播细菌性痢疾。

（2）生物性传播。传播媒介作为中间宿主供病原体生长发育和繁殖，病原体在节肢动物的肠腔和体腔内发育、繁殖，完成其生活周期中的某阶段后，再传染给易感者，这段时期称外潜伏期，如蚊虫传播疟疾、丝虫病等。

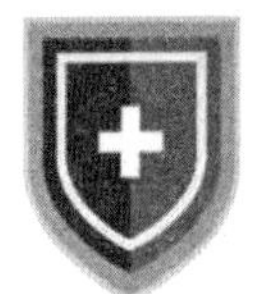

经生物性传播的传染病的流行特征是：①有一定的地区性分布特点；②有一定的季节性分布特点；③有明显的职业分布特点；④青壮年发病较多。

6. 经土壤传播

病原体排出体外后存在于土壤中，人通过生产、生活接触而被感染（有的病原体需经过一定时间发育才具感染性）。如蛔虫卵在土壤中发育成为感染性虫卵，才能传播。某些病菌形成芽孢病原体污染土壤后，可长期保持其传染性，甚至达数十年之久，如破伤风、炭疽等。

经土壤传播的疾病流行特征是：①与人与土壤接触的机会和频度有关；②发病与病原体在土壤中的存活力有关；③与个人卫生和防护有关。

7. 医源性传播

其传播方式为医疗器械消毒不严或药品及生物制剂被污染而发生的传播。如输血、采供血造成的乙型肝炎、艾滋病传播。

8. 垂直传播

病原体通过母体传给子代的途径称为垂直传播，又称母婴传播或围产期传播。主要包括：①胎盘传播：如风疹病毒、乙肝病毒等通过胎盘间隙造成的胎内感染；②上行传播：病原体（如单纯疱疹病毒、巨细胞病毒及葡萄球菌等）可从孕妇阴道经子宫颈口到达绒毛膜或子宫累及胎儿的胎内感染；③分娩时传播：胎儿还可在分娩时由于产妇的产道严重污染而受到感染。

（三）人群易感性

对某种传染病缺乏特异性免疫力的个体，称为该病的易感者。人群作为一个整体对某种传染病的容易感受的程度，称为人群易感性。人群易感性取决于该人群中易感个体所占的比例，当易感者在一个特定人群中的比例达到一定水平，而外界条件又适合该传染病传播时，就很容易发生该病的传播与流行。但当由于自然的或人工的因素，人群中对某病的免疫个体足够多时，阻断该病的传播流行，这种现象叫“免疫屏障”。

1. 促使人群易感性升高的主要因素

（1）6 个月以上未经预防接种的婴儿数增加。

（2）易感人口的迁入。

（3）免疫人口免疫力的自然消退。

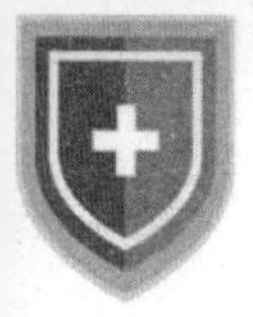

（4）免疫人口的死亡。

（5）病原体发生变异。

2. 促使人群易感性降低的主要因素

（1）计划免疫。

（2）传染病流行后。

（3）隐性感染。

3. 人群易感性与疾病流行的关系

易感者大量减少能控制疾病的流行，甚至使流行终止；但不能认为易感者上升至某种水平就一定会发生疾病流行，因为疾病的发生还必须有传染源的存在。

二、疫源地及流行过程

（一）疫源地

1. 概念

传染源及其排出的病原体向四周播散所能波及的范围称为疫源地，即可能发生新病例或新感染的范围。每个传染源都可以构成一个疫源地，一个疫源地内可有一个以上的传染源。新的疫源地又成为下一个疫源地之源。一般将范围较小的或由单个传染源构成的疫源地称为疫点；较大范围的疫源地或若干疫源地连成片时称为疫区。我国疫区的确定与解除，根据有关法律须由县级以上行政部门决定。

2. 疫源地的范围

传染病疫源地的范围主要取决于三个因素。

（1）传染源的活动范围。传染源的活动范围大，疫源地范围也大。

（2）传播途径的特点。不同的传播途径与方式，疫源地所达的范围大小各异。如由水传播的伤寒所波及的范围较日常生活接触传播的广；又如飞沫传播的疾病一般局限于传染源活动的区域，而虫媒传染病的疫源地包括以虫媒活动范围为半径的整个圆的面积。

（3）周围人群的免疫状况。如果传染源的周围人群都是易感者，传染源向周围人群排出病原体所波及的范围就大。

3. 疫源地消灭的条件

疫源地的消灭必须具备以下三个条件。具备了这些条件以后，针对疫源地的

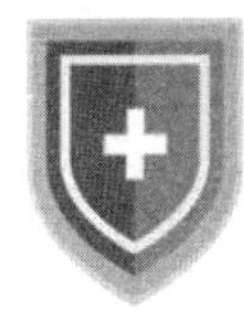

各种防疫措施即可结束。

（1）传染源已被移走（住院、治愈或死亡）。

（2）通过各种措施消灭了传染源排至外环境的病原体。

（3）所有的易感接触者从可能受到传染的最后时刻算起，经过该病的最长潜伏期而无新病例或新感染者出现。

（二）流行过程

传染源、传播途径及易感人群三个基本环节，以及由它们有机联结、协同作用而形成的一系列新旧疫源地，就构成了传染病的流行过程。疫源地是构成传染病流行过程的基本单位，一旦疫源地被消灭，传染病流行过程即告中断。

三、影响传染病的流行过程的因素

传染病的流行过程只有在一定的社会因素和自然因素的影响下才能发生和发展。而这些因素又是通过作用于传染源、传播途径及易感人群来影响流行过程。社会因素和自然因素是由许多组成部分或因素综合而成的，因而对传染病的流行过程的影响错综复杂。

第四节　传染病的防控措施

一、卫生检疫（简称检疫）

有国境卫生检疫、国内卫生检疫和疫区检疫之分。

二、防疫措施

防疫措施是指疫情出现后采取的防止传染病扩散、尽快平息的措施，即针对传染源、传播途径和易感人群三个环节所采取的措施。目的是使传染源无传染

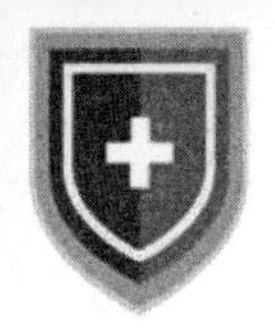

性，切断传播途径和保护易感人群。

（一）对传染源的措施

包括对患者、病原携带者和动物传染源的措施。

1. 对患者的措施

应做到早发现、早诊断、早报告、早隔离、早治疗。通过广泛开展卫生宣传活动，增长群众防病知识并提高其识别传染病的能力，并建立和健全医疗保健网，提高医务人员业务水平和责任感。开展人群普查、定期进行健康检查，以及通过卫生检疫等形式都能在早期发现传染病患者。在传染病诊断中，流行病学资料往往有助于早期诊断，如患者接触史、既往病史和预防接种史等。此外，年龄、职业和季节性特征往往对早期诊断也有重要参考价值。

我国于2013年6月修订的《中华人民共和国传染病防治法》规定，法定报告的病种分甲类、乙类和丙类。

甲类传染病：鼠疫、霍乱。

乙类传染病：新型冠状病毒感染的肺炎、传染性非典型肺炎、艾滋病、病毒性肝炎、脊髓灰质炎、人感染高致病性禽流感、麻疹、流行性出血热、狂犬病、流行性乙型脑炎、登革热、炭疽、细菌性和阿米巴性痢疾、肺结核、伤寒和副伤寒、流行性脑脊髓膜炎、百日咳、白喉、新生儿破伤风、猩红热、布鲁氏菌病、淋病、梅毒、钩端螺旋体病、血吸虫病、疟疾。

丙类传染病：流行性感冒、流行性腮腺炎、风疹、急性出血性结膜炎、麻风病、流行性和地方性斑疹伤寒、黑热病、包虫病、丝虫病，以及除霍乱、细菌性和阿米巴性痢疾、伤寒和副伤寒之外的感染性腹泻病。

国务院可以根据情况，增加或减少甲类传染病病种，并予以公布；国务院卫生行政部门可以根据情况，增加或减少乙类和丙类传染病病种，并予以公布。

已开通传染病网络直报系统的单位，在规定时间内使用该系统报告；未开通网络直报系统的单位，按相关要求通过传真、电话等方式尽快进行疫情报告，同时送（寄）出传染病报告卡至辖区疾病预防控制机构。根据疫情，当怀疑有传染病暴发流行的可能时，应依据《突发公共卫生事件应急条例》向上级卫生行政部门报告。

发现甲类传染病和乙类传染病中的肺炭疽、传染性非典型肺炎、脊髓灰质

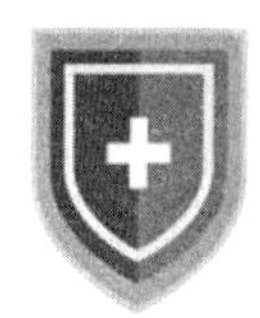

炎、人感染高致病性禽流感的患者或疑似患者等按照甲类管理的传染病时，或发现其他传染病和不明原因疾病暴发时，应于 2 h 内将传染病报告卡通过网络直报系统报告；未实行网络直报的责任报告单位，应于 2 h 内以最快的通信方式向上级卫生行政部门报告，并于 2 h 内寄送出传染病报告卡。

对其他乙、丙类传染病患者、疑似患者和规定报告的传染病病原携带者，在诊断后实行网络直报的责任报告单位应于 24 h 内进行网络报告；未实行网络直报的责任报告单位应于 24 h 内寄送出传染病报告卡。

做好传染病报告的订正工作，对漏报的传染病患者，应及时补报。

患者一经确定患上传染病或可疑传染病，就按《中华人民共和国传染病防治法》的规定实行分类管理，即甲类传染病为强制管理，乙类传染病为严格管理，丙类传染病为监测管理。

2. 对病原携带者的措施

对病原携带者应做好登记，并根据携带者的类型、携带病原的种类及其工作性质进行管理，且进行健康教育指导，督促他们自觉养成良好的卫生习惯和道德风尚；定期随访，经 2 ~ 3 次病原检查，阴性时可解除管理。在食品行业、托幼机构等工作的病原携带者须暂时调离工作岗位。艾滋病、乙型肝炎和疟疾的病原携带者严禁作为献血员。

3. 对接触者的措施

接触者是指曾接触传染源而有可能受感染者。接触者应接受检疫，检疫期限应自最后接触之日算起，相当于该传染病的最长潜伏期。具体措施包括：①留验：即隔离观察，在指定场所限制活动范围，进行观察。对甲类传染病的接触者应进行留验。②医学观察：是对乙类和丙类传染病接触者实施的措施，接触者可正常工作、学习，但要接受体检、病原学检查和必要的卫生处理。③应急接种：对接种疫苗后产生免疫快、潜伏期长的传染病如麻疹等，可对接触者进行应急接种。④药物预防：对有特效药物防治的传染病，必要时可用药物预防。如乙胺嘧啶预防疟疾，青霉素预防猩红热或流行性脑脊髓膜炎等，但切忌滥用药物预防。

4. 对动物传染源的措施

对危害性大、经济价值不大的病畜或野生动物传染源应捕杀、焚烧或深埋，如患狂犬病的狗或猫、患疯牛病和炭疽病的家畜等。危害性不大但有经济价值的动物可以隔离治疗。此外，要做好家畜的预防接种和检疫工作。

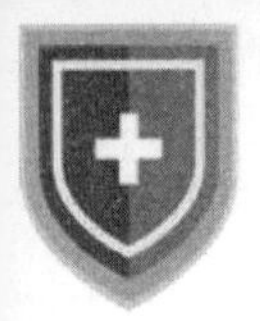

（二）针对传播途径的措施

被传染源污染的环境，主要采取消毒、杀虫和实施其他卫生措施，切断传播途径，从而有效地控制传染病的传播。如肠道传染病主要由粪便污染环境传播，措施重点是对污染物品和环境进行消毒；呼吸道传染病主要通过空气污染环境传播，应加强环境通风换气和必要的空气消毒；虫媒传染病由媒介昆虫传播，措施重点是杀虫；经水传播传染病的措施重点为改善饮水卫生及个人防护。

消毒分预防性消毒和疫源地消毒两种；疫源地消毒又分为随时消毒和终末消毒两种。

（三）针对易感人群的措施

通过提高机体非特异性免疫功能，保护易感人群，提高机体免疫力。

1. 免疫预防

当发生传染病时，被动免疫是保护易感者，防止或减轻其感染发生的有效措施。如注射丙种球蛋白或胎盘球蛋白，对预防麻疹、甲型肝炎等有一定作用。在一定范围人群中可采取应急接种，以提高群体免疫力，防止传染病大面积流行，如麻疹、白喉发生流行时可采取应急接种。但产生免疫慢的疫苗不适合在疫区进行应急接种，可在疫区外围尽早进行相应疫苗的补种或重点保护对象的补种，以便形成免疫屏障。

2. 药物预防

某些传染病流行时，可给予针对该病原体的药物进行预防。但药物预防作用时间短，效果难保证，而且易产生耐药性，只作为对密切接触者的应急措施，而不要普遍投药。

3. 个人防护

对可能暴露于传染病生物媒介的个体采用必要的防护措施，如戴口罩、穿防护袜裤，作业时涂抹防护油，应用蚊帐或驱避蚊虫药物；接触传染病的医护人员及实验室工作人员严格操作规程等都可起到一定的个人防护作用。

（四）传染病暴发、流行的紧急措施

根据《中华人民共和国传染病防治法》规定，在传染病暴发、流行时，除立

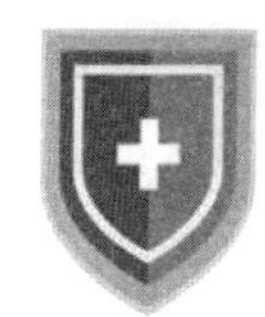

即组织进行防治外，必要时，可采取下列紧急措施：①限制或停止集市、集会、影剧院演出或其他人群聚集活动；②停工、停业、停课；③临时征用房屋、交通工具；④封闭被传染源病原体污染的公共饮用水源等。当甲类、乙类传染病暴发、流行时划定疫区，应由县级以上地方政府决定。对甲类传染病疫区实行封锁，需经省、市、自治区政府决定。封锁疫区导致中断干线交通或者封锁国境，应由国务院决定。

第五节　预防接种工作

传染病的预防措施分为未出现疫情时的预防性措施和疫情出现后的防疫措施两方面。这里重点讲述传染病的预防性措施中的免疫预防（预防接种）。

传染病的预防性措施是指在未出现疫情时，针对可能存在病原体的环境、物品、动物、媒介昆虫等所采取的措施，或者对可能受病原体威胁的人群所采取的措施。其中重要的一项措施就是免疫预防。

一、免疫预防

免疫预防又称预防接种，是采用适宜途径将生物制品（特异性抗原或抗体）接种到人体内，使机体产生对传染病的自动或被动免疫力，以提高人群免疫水平，预防传染病的发生与流行。

（一）预防接种的种类

预防接种分为下列三种：

1. 人工自动免疫

人工自动免疫是指用病原微生物或其代谢产物制成的生物制品接种人体，使机体产生特异性免疫，它是免疫预防的主体。目前将人工自动免疫制剂统称为疫苗。

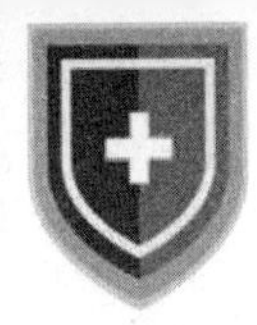

疫苗分为下列四大类：

（1）灭活疫苗。灭活疫苗是先对病毒或细菌培养，然后用加热或化学物质（通常是福尔马林）将其灭活。目前我国使用的灭活疫苗有百白破疫苗、流行性感冒疫苗、狂犬病疫苗等。其优点是生产过程较简单，易于保存；缺点是免疫效果差，接种量大，要获得高而持久的免疫力，需要多次注射。类毒素疫苗是将细菌外毒素经甲醛脱毒，使其失去致病性而保留免疫原性的制剂，如白喉、破伤风类毒素等。

（2）减毒活疫苗。应用保留有免疫原性的减毒或无毒的病原生物所制成的一种疫苗，如麻疹、甲型肝炎、风疹、腮腺炎、脊髓灰质炎等。其优点是接种量小，接种次数少；缺点是由于不加防腐剂，当被污染时杂菌易生长，故须冷冻保存，且保存期较短。

（3）亚单位疫苗。在大分子抗原携带的多种特异性的抗原决定簇中，只有少量抗原部位对保护性免疫应答起重要作用。通过化学分解或有控制性的蛋白质水解方法使天然蛋白质分离，提取细菌、病毒的特殊蛋白质结构，筛选出具有免疫活性的片段制成的疫苗。该类疫苗减少了全菌疫苗使用中所出现的不良反应，免疫效果及安全性高，但免疫原性较低，需与佐剂合用才能产生好的免疫效果。所以，若全菌（病毒）疫苗不存在严重不良反应，仍应以全菌（病毒）疫苗为首选。

（4）基因工程疫苗。基因工程疫苗是使用 DNA 重组生物技术，把病原体外壳蛋白质中能诱发机体免疫应答的天然或人工合成的遗传物质定向插入细菌、酵母或哺乳动物细胞中，使之充分表达，经纯化后而制得的疫苗。基因工程疫苗具有安全、有效、免疫应答长久、联合免疫易于实现等优点。

2. 人工被动免疫

采用人工方法向机体输入由他人或动物产生的免疫效应物，如免疫血清、淋巴因子等，使机体立即获得免疫力，达到防治某种疾病的目的。这种免疫产生作用快，输入后立即发生作用，但免疫作用维持时间较短，一般只有 2 ~ 3 周，主要用于治疗和应急预防。常用的制剂有免疫血清和免疫球蛋白。

3. 被动自动免疫

只是在有疫情时用于保护婴幼儿及体弱接触者的一种免疫方法。其兼有被动及自动免疫的优点，但只能用于少数传染病。如在注射白喉或破伤风抗毒素的同

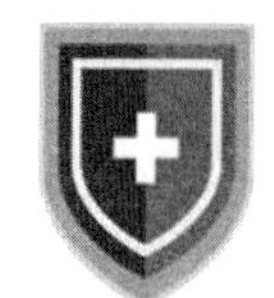

时也进行白喉或破伤风类毒素接种，或者注射乙型肝炎免疫球蛋白的同时接种乙型肝炎疫苗，使机体在迅速获得保护的同时也产生较持久的免疫力。

（二）疫苗种类

（1）第一类疫苗：是指政府免费向公民提供，公民应当依照政府的规定受种的疫苗，包括国家免疫规划确定的疫苗，省、自治区、直辖市人民政府在执行国家免疫规划时增加的疫苗，以及县级以上人民政府或者其卫生主管部门组织的应急接种或者群体性预防接种所使用的疫苗。第一类疫苗包括计划免疫疫苗。

（2）第二类疫苗：是指由公民自费并且自愿受种的其他疫苗。第二类疫苗是非计划免疫疫苗，包括水痘疫苗等。

二、预防接种的实施

1. 计划免疫

即根据传染病疫情监测结果和人群免疫水平的分析，按照科学的免疫程序，有计划地使用疫苗对特定人群进行预防接种，最终达到控制和消灭相应传染病的目的。

儿童基础免疫程序的内容包括初次免疫起始月龄、全程免疫次数及其间隔时间、加强免疫的年龄和联合免疫等。免疫程序的设计应根据传染病的流行病学特征、疫苗本身的生物学特性及其免疫效果、人群的免疫应答能力和实施免疫预防的具体条件来制定。

2. 接种途径

预防接种途径可分为口服、气雾、注射（包括肌肉、皮内、皮下）和划痕等。如果接种途径和接种剂量不当，不仅会影响免疫效果，甚至会造成接种事故。正确的接种途径和接种剂量是保证免疫成功的关键。因此，在进行现场接种前应详细阅读疫苗使用说明书，严格按照要求执行。

3. 重点免疫

只在重点人群、重点地区或特殊情况下才进行预防接种。如对环境卫生清洁人员、食品从业人员等进行伤寒疫苗接种，对皮毛加工、屠宰及畜牧兽医人员接种炭疽和布鲁菌疫苗等。

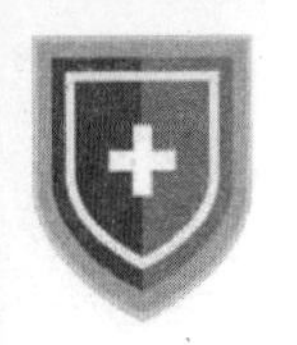

4. 应急接种

应急接种是对发生传染病流行地区的易感接触者所采取的预防接种，可在短时间内提高易感人群的免疫水平，起到控制或终止传染病传播蔓延的作用。

5. 冷链

冷链是指各种疫苗从生产单位发出，经冷藏保存并逐级冷藏运输到基层卫生机构，直到进行接种，全部过程都按疫苗保冷要求妥善冷藏，以保持疫苗的合理效价不受损害的保存和运输方式。冷链的配套设施包括贮存疫苗的低温冷库、普通冷库、运送疫苗专用冷藏车、冰箱和冷藏包等。

三、预防接种反应

预防接种反应是指疫苗等生物制品对机体来说是一种异物，经接种后刺激机体产生一系列的生理、病理及免疫反应。预防接种反应极少见，且大多是轻微的，大体分为以下两类：

1. 一般反应

接种后 24 h 内接种部位有局部红、肿、热、痛等炎症反应，有时附近淋巴结肿痛。可能同时伴有体温升高、头昏、恶心、呕吐等全身反应。

一般反应是正常免疫反应，不需进行任何处理，经适当休息即可自愈。倘若反应强烈也仅需对症治疗。

2. 异常反应

少数人在接种后出现并发症，如晕厥、过敏性休克、变态反应性脑脊髓膜炎、过敏性皮炎、血管神经性水肿等，应及时发现，对症治疗和抢救，并注意收集材料，进行分析判断和上报。

生物制品质量不合格、消毒及无菌操作不严格、接种技术（部位、剂量、途径）错误均可引起接种事故，要注意与接种反应进行区分。

四、预防接种效果评价

预防接种效果可从免疫学效果和流行病学效果两方面进行评价。

1. 免疫学效果

通过测定预防接种后人群抗体阳转率、抗体几何平均滴度和抗体持续时间来评价疫苗的免疫学效果。

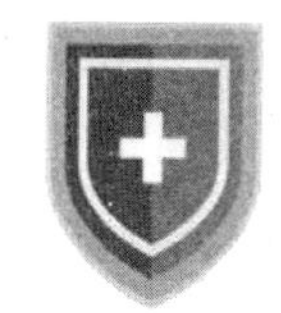

2. 流行病学效果

实验室检测的免疫学效果虽然是重要指标之一，但最为直接和可靠的指标是流行病学效果，即疫苗对人群的实际保护效果。常用指标为保护率、效果指数。

五、预防接种前的准备工作

（一）确定受种对象

根据国家免疫规划疫苗规定的免疫程序，确定受种对象。

（1）受种对象包括本次应种者、上次漏种者和流动人口等特殊人群中的未受种者。

（2）清理接种卡（簿）根据接种记录核实受种对象。预防接种证、卡（簿）按照受种者的居住地实行属地化管理。

（3）主动搜索流动人口和计划外生育儿童中的受种对象，与本地儿童同样管理。

（4）通知儿童家长或其监护人采取预约、通知单、电话、口头、广播通知等适当方式，告知儿童家长或其监护人接种疫苗的种类、时间、地点和相关要求。

国家对儿童实行预防接种证制度。接种单位必须按规定为适龄儿童建立预防接种证，作为儿童预防接种的凭证、记录和证明；同时，做好其他适龄人群预防接种的记录工作。

（二）领取疫苗

1. 受种人数

根据各种疫苗受种人数计算领取疫苗数量。

2. 准备注射器材

按受种对象人次数的 1.1 倍准备注射器材，检查包装是否完好并在有效期内使用。

3. 准备药品、器械

准备 75% 乙醇、95% 乙醇、镊子、棉球杯、无菌干棉球或棉签、治疗盘、体温表、听诊器、压舌板、血压计、1∶1 000 肾上腺素、自毁型注射器回收用安全盒及污物桶等。

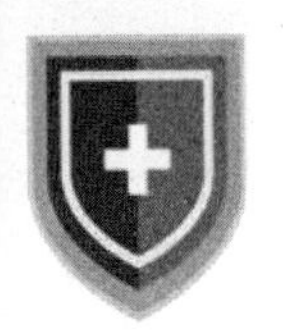

（三）社区预防接种门诊要求

（1）接种场所室外要设有醒目的标志，室内宽敞清洁、光线明亮、通风保暖，并准备好接种工作台、坐凳，以及提供儿童和家长休息、等候的设施。

（2）接种门诊与医院的病房、门诊用房分开，避免交叉感染。

（3）接种场所应当按照登记、健康咨询、接种、记录、观察等内容进行合理分区，确保接种工作有序进行。冷链室和资料档案室等各室根据实际情况合理布局。设有专门的工作区或接种工作台，做到一苗一台，并有醒目的标志。

（四）核实受种对象

（1）接种工作人员应查验儿童预防接种证、卡，核对受种者姓名、性别，出生年、月、日及接种记录，确认是否为本次受种对象、接种疫苗的品种。

（2）不属于本次的受种者，向儿童家长或其监护人做好说服解释工作。

（3）因有接种禁忌而不能接种的受种者，医疗卫生人员应当对受种者或其监护人提出医学建议，并在接种卡（薄）和接种证上记录。

六、接种前告知和健康状况询问

（1）接种工作人员在实施接种前，应当告知受种者或其监护人所接种疫苗的品种、作用、禁忌、不良反应及注意事项。告知可采取口头或文字方式。

（2）接种工作人员在实施接种前，应询问受种者的健康状况及是否有接种禁忌等情况，并如实记录告知和询问情况。

（3）自费选择接种第一类疫苗的同品种疫苗的第二类疫苗，应有家长信 / 知情同意书。

（4）健康状况及是否有接种禁忌，应有书面记录。

七、接种现场疫苗管理

（1）疫苗需冷藏。

（2）核对接种疫苗的品种，检查疫苗外观质量。凡过期、变色、污染、发霉、有摇不散凝块或异物，无标签或标签不清，安瓿有裂纹的一律不得使用。

（3）冻结过的百白破疫苗、乙肝疫苗不得使用。

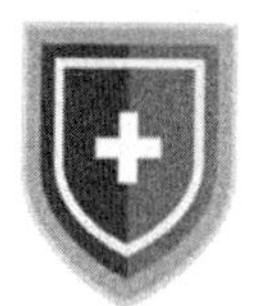

八、疫苗准备

查验疫苗是否在有效期内，如果超过有效期，或标签丢失，应废弃疫苗。

（1）注射剂型疫苗的使用。

1）安瓿弹至底部，75% 乙醇消毒安瓿颈部后，消毒干棉球 / 纱布包住颈部掰开。

2）注射器针头斜面向下插入安瓿的液面下，吸取疫苗。

3）吸取疫苗后，将注射器的针头向上，排空注射器内的气泡，直至针头上有一小滴疫苗出现为止。

（2）使用含有吸附剂的疫苗前，应当充分摇匀。

（3）使用冻干疫苗时，用注射器抽取稀释液，沿安瓿内壁缓慢注入，轻轻摇荡，使疫苗充分溶解，避免出现泡沫。

（4）安瓿开启后，未用完的疫苗盖上无菌干棉球冷藏。活疫苗超过半小时、灭活疫苗超过 1 h 未用完，应将疫苗废弃。

（5）冰排溶化后，应及时更换；在接种门诊，下班前应将未开启的疫苗存入冰箱冷藏室内。

九、注意事项

确保使用的是生产厂家提供的稀释液，确保稀释液和疫苗是相同的温度。如果稀释液温度过高，可以先放入冰箱使之冷却至疫苗相同的温度。

（1）开启疫苗和稀释液的瓶盖。

（2）对于锡林瓶不要拔开胶塞。

（3）消毒。

（4）用生产厂家提供的稀释液进行稀释。

（5）用稀释注射器抽取稀释液。

（6）将针头插入疫苗瓶中。

（7）将稀释液注入冻干疫苗瓶中。

（8）把稀释用注射器放入安全盒中。

（9）接种后，将注射器直接放入安全盒中。

（10）不要回盖针帽，以免针刺伤。

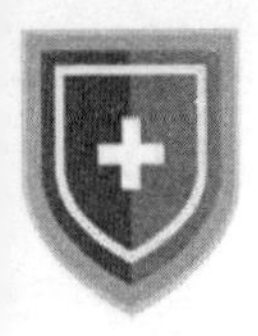

十、接种操作

1. 确定接种部位

接种部位要避开疤痕、炎症、硬结和皮肤病变处。

2. 消毒方法

用灭菌镊子夹取75%乙醇棉球或用无菌棉签蘸75%乙醇，由内向外螺旋式对接种部位皮肤进行消毒，涂擦直径≥5 cm，待晾干后立即接种。禁用2%碘酊进行皮肤消毒。

3. 安全注射

接种前方可打开或取出注射器具；在注射过程中防止被针头误伤；注射完毕后不得回套针帽。

十一、接种记录、观察与预约

1. 卡上登记

接种后及时在预防接种证、卡（簿）或计算机上记录所接种疫苗的年、月、日及批号。接种记录书写工整，不得用其他符号代替。

2. 现场观察

告知儿童家长或其监护人，受种者在接种后留在接种现场观察15 ~ 30 min。如出现预防接种异常反应，及时处理和报告。

3. 预约下次接种

与儿童家长或其监护人预约下次接种疫苗的种类、时间和地点。

4. 首针接种登记卡

负责新生儿接生的单位在接种第1剂乙肝疫苗后，应当填写首剂乙肝疫苗接种登记卡，同时告知家长在1个月内到居住地的接种单位建证、建卡，并按免疫程序完成第2、3剂乙肝疫苗接种。

十二、接种后的工作

清洁冷藏容器。

清理器材，使用后的自毁型注射器、一次性注射器及其他医疗废物严格按照《医疗废物处理条例》的规定处理。实行入户接种时应将所有医疗废物带回集中

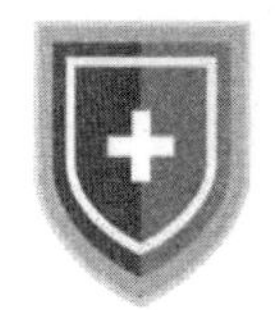

处理。

处理剩余疫苗，废弃已开启的疫苗；冷藏容器内未打开的疫苗做好标记，放冰箱保存，于有效期内在下次接种时首先使用；清理核对接种通知单和预防接种卡（簿），及时上卡，确定需补种的人数和名单，下次接种前补发通知。

十三、几种常见疫苗简介

（一）卡介苗

1. 接种技术

（1）接种部位：上臂外侧三角肌中部附着处。

（2）接种深度：皮内注射。

（3）接种剂量：0.1 mL。

2. 接种反应处理原则

（1）一般反应：不需处理。但要注意局部清洁，避免接触水或用手挠抓，以防止继发感染。

（2）加重反应：无菌性脓肿。

1）注射局部先有较大红晕，2 ~ 3 周后接种部位出现大小不等的硬结、肿胀、疼痛。

2）炎症表现并不剧烈，可持续数周至数月。轻者可在原注射针眼处流出略带粉红色的稀薄脓液；较重者可形成溃疡，溃疡呈暗红色，周围皮肤呈紫红色。

3）溃疡未破溃前，有波动感。轻者经数周至数月可自行吸收。严重者破溃排脓，创口和创面长期不能愈合，有时表面虽然愈合，但深部仍在溃烂，形成脓腔，甚至经久不愈。

（3）加重反应。

1）干热敷以促进局部脓肿吸收，每日 2 ~ 3 次，每次 15 min 左右。

2）脓肿未破溃前可用注射器抽取脓液，并可注入适量抗生素。不宜切开排脓，以防细菌感染或久不愈合。

3）脓肿如已破溃或发生潜行性脓肿且已形成空腔需切开排脓，必要时还需扩创，将坏死组织剔除。

4）有继发感染时，先根据以往经验选用抗生素，然后对分泌物进行细菌培

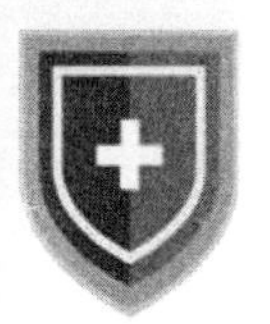

养，按照药敏培养实验结果，选用敏感的抗生素：换药时用3%硼酸溶液冲洗伤口，引流通畅。

3. 接种注意事项

（1）卡介苗的保存应有专人负责，不能与其他疫苗、药物混放。

（2）使用前核对品名、批号和失效期。若疫苗无标签、已过有效期、安瓿破裂或者疫苗有摇不散的颗粒，均应丢弃。

（3）卡介苗皮内接种剂量要准确，严禁皮下或肌肉注射，防止引起经久不愈的深部寒性脓疡。

（4）接种时要检查局部有无其他制品的后期反应，如有硬结。接种含有吸附剂的制品后，4周内同臂不能接种卡介苗。

（5）使用时卡介苗应注意避光。注射时应备用1∶1 000肾上腺素。

（6）凡患有结核病、急性传染病、肾炎、心脏病、湿疹、免疫缺陷病或其他皮肤病者均不予接种。

4. 卡介苗接种差错

（1）原因。

1）皮内注射用卡介苗（BCG）深入皮下或肌肉内，超量接种。

2）和乙肝疫苗接种同一部位。

3）错将卡介苗当乙肝疫苗接种（1支）。

（2）表现。

1）皮内BCG误种皮下，大部分儿童可发生局部的严重反应，先出现硬结，日渐扩大，局部无红、肿、热、痛感觉，约1个月后在结节中心开始软化，形成溃疡穿孔，溃疡向其他方向延伸，渐呈窦道或瘘管。病程较长，最长达6个月至1年以上。如BCG误注入肌肉内，则在肌肉深部形成寒性脓肿。

2）伴有全身症状，主要是体温升高，低热者较多见，大部分在37.8～38.5℃，同时伴有乏力、烦躁不安、食欲减退等症状。

（3）处理原则——局部治疗。

方法是用异烟肼50 mg加于0.5%普鲁卡因溶液于注射局部做环状封闭，每日1次，连续3次后改每3日1次，共3次，再每周1次，共3次，共计8～10次。可使局部不发生溃疡或淋巴结肿大等。

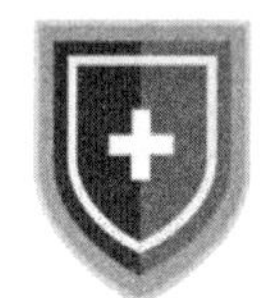

5. 卡介苗溅入眼内

卡介苗是由结核菌制成的活疫苗，若将其溅入眼内，就等于将卡介苗接种在眼睛里，同接种在皮内一样，经过一段时间局部就会发生免疫反应，出现红肿、化脓、结痂，形成疤痕，很可能造成眼睛失明。应避免卡介苗溅入眼内。

一旦溅入眼内，应立即用清洁的冷水，最好用生理盐水或冷开水反复多次冲洗，切忌用手或其他织品揉擦，经冲洗后再用新配制的 0.5% 链霉素滴眼，每 1 ~ 2 h 1 次，以后可酌情减少，连滴 2 ~ 3 d。对链霉素过敏者可改用红霉素眼药水或眼膏，每日 3 ~ 4 次，连用 2 ~ 3 d。

（二）乙肝疫苗

1. 接种技术

（1）接种部位：上臂外侧三角肌中部。

（2）接种深度：肌内注射。

（3）接种剂量：酵母苗 16 岁以下 5 μg/0.5 mL，乙肝 CHO 苗 10 μg/1 mL、20 μg/1 mL。

2. 免疫程序

全程接种 3 针，接种时间为第 0、1、6 个月，即第 1 针在出生后 24 h 内尽早接种；第 2 针在第 1 针接种后 1 个月接种（1 ~ 2 月龄）；第 3 针在第 1 针接种后满 6 个月（5 ~ 8 月龄）接种。如果出生后满 24 h 内未能及时接种，需尽快补种。第 2 针和第 1 针间隔不得少于 1 个月。如第 2 针滞后时间较长，第 3 针与第 2 针间隔不得少于 2 个月。

3. 免疫效果

规定全程后 1 个月（第 7 个月）查抗体。

接种乙型肝炎疫苗后有抗体应答者的保护效果一般至少可持续 12 年，因此，一般人群不需要进行抗 –HBs 监测或加强免疫。但对高危人群可进行抗 –HBs 监测，如抗 –HBs < 10 mIU/mL，可给予加强免疫。

4. 加强免疫问题

（1）儿童。

婴幼儿时期完整地打过三针程序，不再加强。

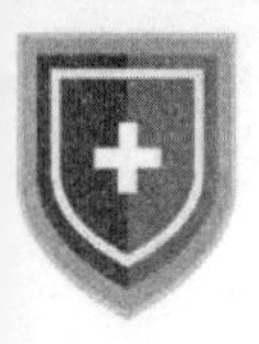

（2）高危人群。

如医务人员、经常接触血液的人员、托幼结构工作人员、器官移植患者、经常接触输血或血液制品者、免疫功能低下者、易发生外伤者、HBsAg 阳性者的家庭成员、男性同性恋或有多个性伴侣和静脉内吸毒者等。

5. 意外暴露 HBV 后预防

在意外接触 HBV 感染者的血液和体液后，按照以下方法处理：

（1）血清学检测。

应立即检测 HBsAg、抗 HBs、ALT 等，并在第 3 和 6 个月内复查。

（2）主动和被动免疫。

如已接种过乙型肝炎疫苗，且已知抗 –HBs ≥ 100 mIU/mL 者，可不进行特殊处理。如未接种过乙型肝炎疫苗，或虽接种过乙型肝炎疫苗，但抗 –HBs ≥ 100 mIUmL 者或抗 –HBs 水平不详，应立即注射 HBIg 200 ～ 400 IU，并同时在不同部位接种一针乙型肝炎疫苗（20 g），于第 1 和 6 个月后分别接种第 2 和第 3 针乙型肝炎疫苗（各 204 g）。

（三）脊髓灰质炎疫苗

1. 接种技术

（1）口服疫苗。

（2）第 2、3、4 月时各服 1 粒，4 岁时加强。

（3）接种门诊准备好一次性小勺及水，现场口服，禁止家长或监护人带回家，避免疫苗衍生性病例的产生。

（四）百白破三联疫苗（DPT）

1. 接种技术

（1）接种部位：上臂外侧三角肌附着处或臀部。

（2）接种深度：肌内注射。

（3）接种剂量：0.5 mL。

2. 接种副反应

（1）全身反应：体温升高，10 ～ 16 h 达高峰，有时 24 ～ 48 h 达高峰，儿童有时表现哭闹不止，烦躁不安，嗜睡。个别恶心呕吐等消化道症状的处理原

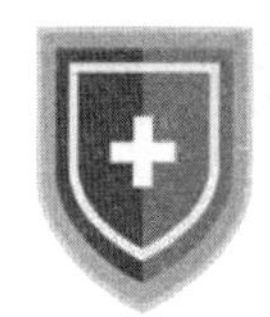

则：对症治疗，降温、镇静或使用抗过敏药。

（2）局部反应：一般发生在 10 h 后，表现为红肿、疼痛、发痒，1 ~ 2 d 内消失；出现硬结，大多数人 10 d 内消失，少数人数日内消失。

处理原则：常用热敷、土豆片敷，再次注射时避开硬结。

（3）加重反应：在皮肤表面，出现 2 cm 左右的炎症浸润，隆起，形成硬性红肿，硬结形状各异，大小不等，最多直径可达 4 cm，轻微压痛。10 d 后局部开始松软，表皮转成暗紫色。

接种的部位引起无菌性化脓，主要是含有氢氧化铝难以吸收，与疫苗接种时未摇匀、个体差异有一定的关系。

1）接种人员引起的原因：①不能正确掌握接种技术，使用疫苗前未能充分摇匀；②注射部位不准确，深度不够；③在同一部位重复注射，未避开硬结；④针次增加。

2）疫苗引起的原因：①与百日咳菌苗的内毒素有关，抗原引发毒性反应（无细胞百白破）；②破伤风、白喉类毒素引起的过敏反应。

（4）无菌性化脓的处理原则：同卡介苗无菌性脓肿的处理原则。无菌抽脓，避免切开，防止感染，换无细胞百白破或换注射部位。

（五）麻疹疫苗

1. 接种技术

（1）接种部位：上臂外侧三角肌下缘附着处。

（2）接种方式：皮下注射。

（3）接种剂量：0.5 mL。

2. 接种时间

8 个月，1.5 ~ 2 岁，6 岁。

3. 疫苗的血清学效果

注射 1 周后产生抗体，1 个月以上达高峰，阳转 95%，经 15 年观察 80% 以上尚可测到抗体。

4. 应急接种效果

当麻疹病毒感染时，潜伏期为 10 ~ 14 d。接种后抗体产生的时间比感染后抗体产生的时间短，接种疫苗是最好的应急措施。

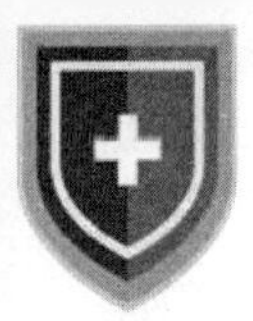

5. 常见的异常反应

（1）过敏反应：疫苗内含有鸡胚细胞和小牛血清，对鸡蛋过敏者慎重。

（2）过敏休克：少见。

（3）过敏皮疹：10 h 后出现，可表现为麻疹样、猩红热样。

十四、预防接种工作的管理

（一）资料管理

1. 儿童预防接种证、卡（簿）的建立

国家对儿童实行预防接种证制度。接种单位必须按规定为适龄儿童建立预防接种证，作为儿童预防接种的凭证、记录和证明；同时，做好其他适龄人群预防接种的记录工作。

2. 居住地实行属地化管理

在儿童出生后 1 个月内，其监护人应当到儿童居住地的承担预防接种工作的接种单位为其办理预防接种证。未按时建立预防接种证或预防接种证遗失者应及时到接种单位补办。

户籍在外地的适龄儿童寄居当地时间在 3 个月及以上，由现寄居地接种单位及时建立预防接种卡（簿）。

3. 转出和转入证明

儿童迁移时，原接种单位应将儿童既往预防接种史的证明交给儿童家长或其监护人，转入迁入地接种单位。

4. 半年核查整理预防接种卡（簿）

剔出迁出、死亡或失去联系 1 年以上的卡片，书面记录，并由接种单位另行妥善保管。

5. 建立入托、入学查验接种证制度

发现未按照国家免疫规划受种的儿童，应会同托幼机构、学校督促其监护人在儿童入托、入学后及时到接种单位补种。

6. 保管

接种证由儿童监护人保管；接种卡（薄）由接种单位保管，保管期限应在儿童满 7 周岁后再保存不少于 15 年。

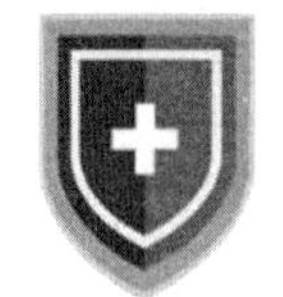

（二）流动儿童预防接种管理

1. 定义

指户籍在外县、在暂居地居住满 3 个月的≤ 7 周岁儿童。

2. 实行现居住地管理

流动人口和计划外生育儿童与本地儿童享有同样的权利。

3. 主动搜集单独的卡（簿）管理

儿童的就诊卡、病历簿应积极询问并搜集。

4. 书面记录

外地儿童的接种资料，儿童外出、返回时间，转卡记录。

（三）疫苗管理

（1）疫苗应按品种、批号分类码放。

（2）疫苗储存和运输的温度要求。

乙肝疫苗、卡介苗、百白破疫苗、白破疫苗、乙脑灭活疫苗、A 群流脑疫苗、A+C 群流脑疫苗在 2 ～ 8℃条件下运输和避光储存。脊髓灰质炎疫苗、麻疹疫苗、乙脑减毒活疫苗、风疹疫苗在 –20 ～ 8℃的条件下运输和避光储存。

（四）疫苗的领取与登记

（1）购进、分发、供应疫苗记录。

（2）记录应当保存至超过疫苗有效期 2 年以备查。

（3）经常核对疫苗进出情况，日清月结，每半年盘查 1 次，做到账、苗相符。

（五）冷链管理

乡级：普通冰箱、低温冰箱、冷藏箱、冷藏包、冰排。接种单位：普通冰箱或（和）冷藏包、冰排。对所使用冷链设备运转状态进行监测。

1. 冰箱

（1）冰箱内储存的疫苗要摆放整齐，疫苗与箱壁、疫苗与疫苗之间应留有 1 ～ 2 cm 的空隙，并按品名和有效期分类摆放。

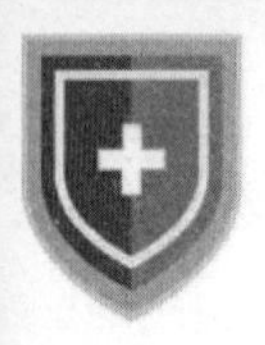

（2）冰箱门因经常开启，温度变化较大，门内搁架不宜放置疫苗。

（3）每天记录冰箱内的温度及其运转情况。每台冰箱应配有温度监测记录表，每天记录冰箱内的温度及其运转情况。

（4）使用冰衬冰箱储存疫苗时，注意应将卡介苗、脊髓灰质炎疫苗和麻疹疫苗存放在底部，并将百白破疫苗和乙肝疫苗放在接近冰箱顶部，不可将冷藏保存的疫苗放在距冰箱底部 15 cm 内的地方，以免冻结。

2. 冷藏箱和冷藏包

（1）运送和储存疫苗时，冷藏箱（包）内应按照要求放置冻制好的冰排。疫苗安瓿不能直接与冰排接触，防止冻结。

（2）运送和储存疫苗时，在冷藏箱（包）的底层垫上纱布或纸，用以吸水和防止疫苗破碎。

（3）每次使用后，应清洗擦干后保存。

3. 冰排

（1）冰排内注入清洁水，注水量为冰排容积的 90%。注水后冰排直立放置在低温冰箱或普通冰箱的冷冻室，冻制时间应不少于 24 h。

（2）冰排与低温冰箱箱壁之间留有 3 ～ 5 cm 的间隙。

（3）冰排应在低温条件下冻制至结露（“出汗”）状态后，放入冷藏箱（包）内。

（4）每次冷链运转结束后，应将冷藏箱（包）内冰排的水倒出，清洗干净、晾干后与冷藏箱（包）分开存放。

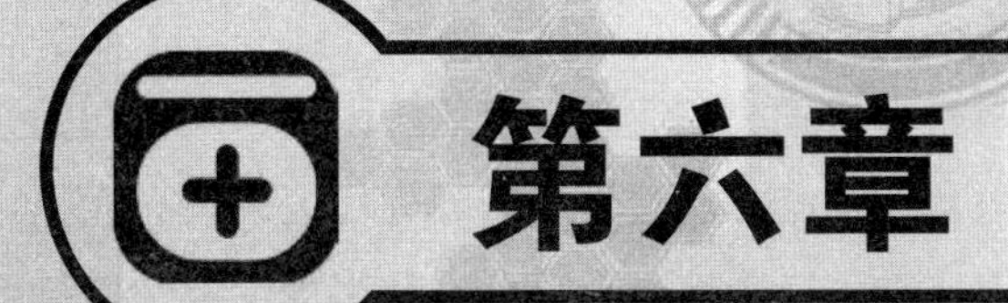

慢性非传染性疾病的预防与控制

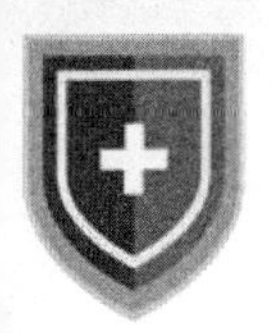

第一节　慢性非传染性疾病及其危害

一、基本概念

慢性非传染性疾病是指以生活与行为方式、职业和环境危险因素为主引起的肿瘤、心血管疾病、糖尿病、慢性阻塞性肺疾病、精神疾病等为代表，具有病程长、病因复杂、健康损害和社会危害严重，迁延性、无自愈性和很少治愈性等特点的一大类疾病。从广义上讲，它是指由于不良的生活习惯、长期紧张疲劳、环境污染物暴露、忽视自我保健和心理平衡逐渐积累而发生的疾病。该类疾病一般无传染性，但某些慢性非传染性疾病的发生可能与传染因子有关或由慢性传染性疾病演变而成，如肝癌可由慢性活动性乙型病毒性肝炎转化而成。另外，有些非传染性疾病如自杀、车祸、中暑等，可以突然发生，病程短，不属于慢性非传染性疾病。

二、包含范围

慢性非传染性疾病在不同时期、不同国家，其包含范围可以有所变化。就我国目前而言，其主要包含范围为：

1. 肿瘤疾病

主要包括肺癌、肝癌、胃癌、食管癌、结肠癌等。

2. 心脑血管疾病

主要包括冠心病、高血压、血脂紊乱、心脏和脑血管病、风心病等。

3. 慢性阻塞性肺疾病

主要包括慢性支气管炎、哮喘、支气管扩张、肺气肿、肺心病等。

4. 代谢性疾病

主要包括糖尿病、肥胖等。糖尿病包括胰岛素依赖型糖尿病（1 型）和非胰

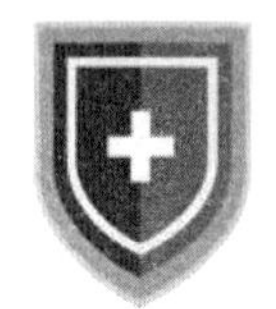

岛素依赖型糖尿病（2 型）。

5. **精神疾病**

主要包括精神分裂症、精神发育迟缓、神经症（焦虑、强迫、抑郁）、阿尔兹海默病、情感性精神病、反应性精神病等。

6. **其他**

职业性疾病、遗传性疾病、出生缺陷、口腔疾病等。

三、慢性非传染性疾病的危害

慢性非传染性疾病的危害主要是指其健康危害和疾病负担。随着人群死亡率的下降和平均期望寿命的延长，慢性病病因的累积进一步增强，慢性病发病死亡呈上升趋势，已成为重要的公共卫生问题，引起一系列的危害，成为疾病负担的主要原因，严重威胁着劳动力人口的健康。是造成医疗费用上涨的主要原因。

（一）死亡率高

据世界卫生组织研究报告，慢性非传染性疾病是城乡居民的主要死因。

（二）致残率高

城乡老年人口比例迅速增加，慢性非传染性疾病患病率日益增高，心脑血管疾病、糖尿病、肿瘤是造成失能、残障的主要原因。

（三）负担重

慢性非传染性疾病通常为终身性疾患，病痛、伤残和昂贵的医疗费用不仅严重影响患者的生活质量，而且带来不堪重负的社会和经济负担。

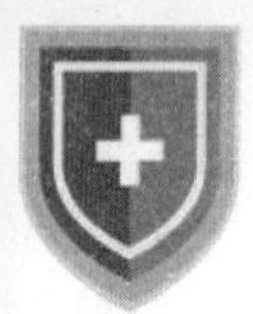

第二节　慢性非传染性疾病的病因与影响因素

一、慢性非传染性疾病致病的主要危险因素

（一）吸烟

烟草燃烧时产生的气体中含有千余种物质成分，其中绝大部分对人体健康有害，能致癌（肺癌、喉癌、食道癌、膀胱癌、胃癌、口腔癌、胰腺癌等），引起慢性支气管炎、肺气肿、肺心病、高血压、冠心病和脑卒中等许多疾病。

（二）饮酒

饮酒与很多癌症、肝脏疾患、心血管疾病有关。

（三）不合理膳食

慢性非传染性疾病的发生和人们的膳食方式与结构有很大关系：①食物中脂肪过多，与心血管疾病和癌症的发生有密切关系。在癌症中，主要与乳腺癌、结肠癌和前列腺癌有关。②维生素缺乏可以引发很多慢性非传染性疾病。食物中维生素 A 含量低，与乳腺癌、肺癌、胃癌、肠癌、皮肤癌、膀胱癌的多发有关。③食物中纤维素的含量与肠道肿瘤的发病有关，摄入量不足，结肠癌、直肠癌等发病增高。膳食因素中与慢性非传染性疾病发生有关的因素还有微量元素、食盐、食物的加工与烹调及进食方式等。

（四）肥胖与超重

肥胖与超重可以引起很多疾病，如冠心病、高血压、脑卒中、2 型糖尿病等。在超重者中，高血压的患病率是正常体重者的 2 ~ 6 倍。在癌症中，与超重

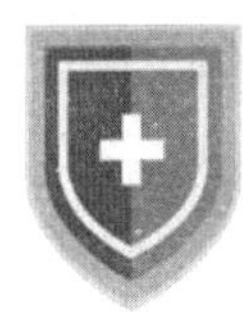

密切相关的为停经后的乳腺癌、子宫内膜癌、膀胱癌与肾癌。

（五）缺少体力活动

缺乏体力活动是慢性病主要危险因素之一，其与冠心病、高血压、脑卒中、糖尿病、多种癌症、骨质疏松等发生有关。

（六）病原体感染

流行病学研究发现，有 15% ~ 20% 的癌症与病原体感染，特别是病毒的感染有关。与恶性肿瘤关系密切的有：幽门螺杆菌感染与胃癌；乙型肝炎病毒（HBV）与原发性肝细胞癌；人乳头瘤状病毒（HPV）与宫颈癌；EB 病毒与各种 B 淋巴细胞恶性肿瘤、鼻咽癌：艾滋病病毒（HIV）与非何杰金氏淋巴瘤等。

（七）不良的心理社会因素

心理、精神和社会因素对慢性病发生有很大影响。长期压抑和不满，过于强烈的忧郁、悲哀、恐惧、愤怒，遭受巨大心理打击而不能及时自拔都容易诱发癌症。

（八）遗传与基因因素

几乎所有的慢性病都有遗传因素的参与。很多研究证实，遗传因素是癌症、心脑血管病、糖尿病、慢性阻塞性肺疾病、精神疾病的重要危险因素。

慢性非传染性疾病的发生不是单个因素引起的，往往是多个危险因素综合作用的结果。而多个因素的作用，常常不是单个因素作用的简单相加，存在多个危险因素之间的交互作用和协同作用。

二、慢性非传染性疾病的影响因素

影响慢性非传染性疾病的发生因素为环境因素和机体因素。

（一）环境因素

广义的环境泛指人类机体以外的一切因素，包括人类社会及其生活习惯等。

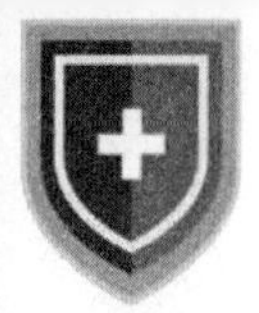

1. **物理因素**

以电离辐射最为重要，其次是紫外线、慢性灼伤、机械性和外伤性刺激等。

2. **化学因素**

目前已发现的化学致癌物有数千种，根据其对人及动物的致癌试验结果，可将化学致癌物分为三类：

（1）确认致癌物。这类化学物有流行病学和动物实验的明确证明具有致癌性。

（2）可疑致癌物。这类化学物仅有来自临床的报告或多种动物，特别是灵长类动物实验结果证明有致癌性，如镉、黄曲霉毒素和亚硝胺等。

（3）潜在致癌物。这类化学物仅在动物实验中获得阳性结果，但缺乏人群实验资料。

3. **生物因素**

以病毒感染最为重要。在病因学分类中，也有人将生活习惯如吸烟、饮酒、饮食等行为方式归纳为生物因素。

（二）机体因素

机体因素是指除了环境因素之外的一切机体内在的因素，如年龄、性别、种族、内分泌、免疫、遗传及神经精神因素等。目前对上述这些因素与肿瘤发生的关系尚未阐明。

在机体因素中，遗传因素最为重要。迄今为止，恶性肿瘤与遗传有关的证据越来越多。在人群及家系水平上观察到一些癌症家族或家族聚集性，且证实了这些家庭成员都有一种癌症遗传易感倾向。

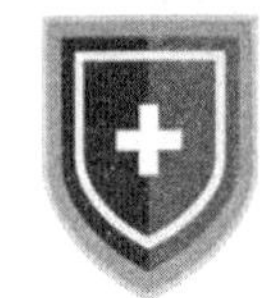

第三节 慢性非传染性疾病的防控策略

疾病预防和控制工作包括两部分内容：一是预防策略与措施；二是疾病监测。

一、三级预防

慢性非传染性疾病的预防策略与措施是分级预防。它是根据目前对疾病病因的认识、机体的调节功能和代偿状况，以及对疾病自然史的了解来进行。在疾病自然史的每一阶段都可以采取措施，防止疾病的发生或恶化。预防工作可根据疾病自然史相应地分为三级预防。

（一）第一级预防

第一级预防亦称病因预防，这是最积极最有效的预防措施。措施如下：

1. 针对机体的预防措施

增强机体抵抗力，戒除不良嗜好等。一级预防适用于社区内的健康人群，采取的主要手段是向群众进行不间断的健康教育，对不利于健康的生活方式进行干预，开展群众性的健康促进活动。例如，通过健康教育让人们深入了解吸烟和长期饮酒对健康的危害，开展戒烟竞赛活动，让更多的人参加到戒烟限酒的队伍中来，告诉人们进行体育锻炼的好处，鼓励居民多参加户外活动和体育锻炼，多食蔬菜、水果，减少肉类、蛋类等脂肪饮食的比例，保持健康的心理状态，等等。通过上述这些措施的落实，从整体上提高群众的自我防病意识和自我防病能力。简而言之，一级预防就是通过各种可能的措施，最大限度地降低各种慢性病的发病率，防患于未然，是对抗慢性病的第一道防线。

2. 针对环境的预防措施

对生物因素、物理因素、化学因素做好预防工作。

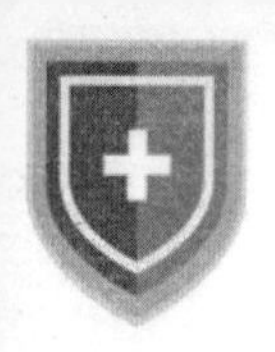

3. 对社会及其他致病因素的预防

对心理致病因素做好预防工作，不良的心理因素可以引起许多疾病，如高血压、冠心病、癌症、哮喘等。对遗传致病因素做好预防工作，加强优生优育和围户期保健工作，防止近亲或不恰当的婚配。

（二）第二级预防

第二级预防又称“三早”预防，即早发现、早诊断、早治疗，是防止或减缓疾病发展的主要措施。慢性病常是多病因的，而且病因不明者居多，因此要完全做到一级预防是不可能的。但由于慢性病的发生大都是致病因素长期作用的结果，因此做到早发现、早诊断并加以早治疗是可行的。

为保证“三早”措施的落实，可根据人力、物力、财力的情况，参照费用—效益或效果分析结果，选用普查、筛检、定期健康检查、高危人群重点项目检查，以及设立专门的防治机构等不同方法来实现。对于慢性病，“三早”预防的根本办法是做好宣传和提高医务人员的诊断、治疗水平。通过普查、筛检和定期健康检查，以及群众的自我监护，及早发现疾病初期（亚临床型）患者，并使之得到及时，合理的治疗。由于慢性病常是经过致病因素长期作用后引起的，给“三早”预防带来一定困难。

普查是早期全面发现疾病的方法，但普查工作不宜广泛应用，因为在短时期内需要集中大量人力、物力。为了简化普查工作，也可采用筛检的方法，以简单的检测方法选出重点的检查对象，然后对有阳性结果者再做详细诊断。如糖尿病的筛检，可先用尿糖试纸检查，尿糖试纸阳性者再做血糖检查，以便确诊糖尿病。除了普查和筛检方法外，还可采用重点登记的方法，如防治高血压、脑血管病和冠心病时，重点放在登记脑卒中和急性心肌梗死两种疾病上，以此来反映和判断高血压和冠心病的严重程度，并作为制订该病防治计划和评定防治效果的依据。

加强卫生宣传教育，使群众了解和重视疾病的早期表现，对实现“三早”预防至关重要。可向群众宣传癌前期病变（本身不是癌，但有可能成为癌的一些病变），通过群众的自我检查达到早期发现某些肿瘤的目的。例如，可以向群众传授有关乳腺癌的防治知识，通过乳房自检来实现早期发现乳腺癌的目的。同时，医务人员应密切观察癌前病变，注意其变化，并及早对其进行治疗。常见

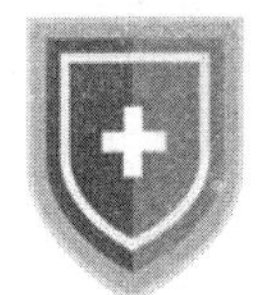

的癌前期病变包括黏膜白斑、皮肤角化症、皮肤慢性溃疡、瘘管、黑痣等，肠管、食管、胃、子宫颈的息肉，宫颈糜烂、外翻，以及萎缩性胃炎等。许多人正处于高血压或糖尿病的患病初期，而自己尚未察觉，如果不进行早期诊断、早期治疗，势必会延误病情，进而发展成严重的并发症，如脑卒中、冠心病、心肌梗死、糖尿病引起的各种心脑血管病等。患了高血压和糖尿病并不可怕，可怕的是不能及时地控制血压和血糖，如果能做到长期的、及时的控制，其寿命和生活质量就不会受到太大的影响，目前我国的高血压、糖尿病知晓率、治疗率、控制率都很低，这为开展群众性的慢性病防治活动带来了不少的困难，提升了预防的难度。因此，要不断提高群众对高血压、冠心病、糖尿病等的知晓率、治疗率和控制率。

有些遗传病的预防，在当前基本属于第二级预防的范畴。除了通过遗传咨询，宣传不近亲结婚等第一级预防措施之外，还可进行产前检查。染色体异常和隐性致病基因携带者应早期做出诊断，进而终止妊娠，避免有遗传病的患儿出生。这些属于第二级预防措施。

（三）第三级预防

第三级预防主要是针对患者来说的，是对疾病进入后期阶段的预防措施，此时机体对疾病已失去调节代偿能力，将出现伤残或死亡的结局。此时应采取对症治疗，减少疾病的不良反应，防止复发转移，减少患者痛苦、延长生命，并实施各种康复工作，力求使患者病而不残，残而不废，促进其康复。即通过积极正确的治疗措施，最大限度地延缓和减少慢性病并发症的发生和发展，有些并发症甚至可以治愈，使患者功能恢复正常。而对于那些中晚期的并发症患者，经过治疗可以减轻患者的痛苦，改善患者的生活质量。对于已丧失劳动力或伤残者，通过康复治疗，促进其身心方面早日康复，使其恢复劳动力，争取病而不残或残而不废，保存其创造经济价值和社会价值的能力。康复治疗的措施包括功能康复和心理康复、社会康复和职业康复等。

二、疾病监测

疾病监测是指长期、连续、系统地收集疾病的动态分布及其影响因素的资料，经过分析将信息上报和反馈，以便及时采取干预措施并评价其效果。疾病监

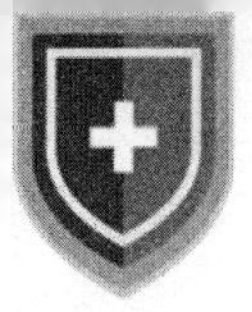

测定义强调只有长期、连续、系统地收集资料，才能发现疾病的分布规律、发展趋势及其影响因素的变化，也强调了信息的利用和反馈。这说明疾病监测只是一种手段和方法，其最终目的是为控制疾病服务。

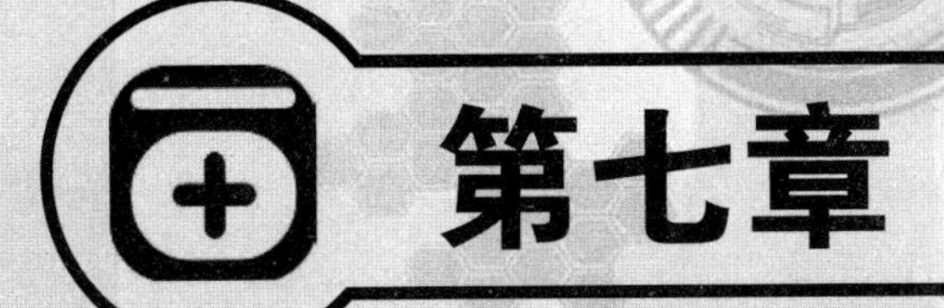

第七章

突发公共卫生事件的应对管理

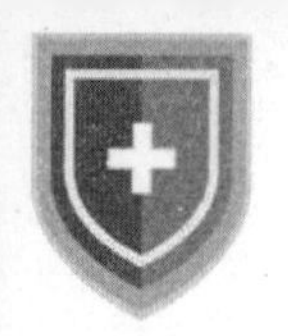

人类社会发展的历史始终与风险、灾难相伴。古时候，人们由于认识的局限性，往往习惯对风险与灾难作出某种超自然的解释，认为是“上帝的行为”。随着社会和科学技术的发展，人们逐渐对风险和灾难有了更多的了解和认识。到了今天，人们已经可以运用一些科学的方法积极地预测风险、化解风险，主动地应对灾难。

我国现在初步建立了预防与应急并重、常态与非常态相结合的工作机制，实现了组织管理和指挥体系从无到有、管理职能从分散到集中、管理方式从经验管理到依法科学管理、工作重点从重处置到预防与处置并重、协调机制从单一部门应对到跨部门协调联动的卫生应急管理五大转变。

第一节　突发公共卫生事件简述

一、突发公共卫生事件的概念

我国目前将突发公共事件分为四类，即自然灾害、事故灾难、公共卫生事件及社会安全事件。突发公共事件强调的是一种紧急状态，即一种特别的、迫在眉睫的危机或危险局势，对群体的健康和社会的稳定构成了现实的威胁，但并不是所有突然发生的公共事件都称为突发公共卫生事件。广义上，凡是威胁或潜在威胁群体的健康和安全的突发事件均可称为突发公共卫生事件。它不仅仅指重大的传染病疫情、群体性不明原因的疾病、重大食物中毒和职业中毒，其他严重影响公众健康的突发事件也属于突发公共卫生事件的范畴。

（一）国际上对突发公共卫生事件的定义

《国际卫生条例（2005）》中关于“国际关注的突发公共卫生事件”的定义如下：

（1）通过疾病在国际传播构成对其他国家的公共卫生危害。

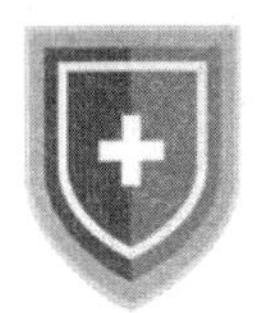

（2）可能需要采取协调一致的国际应对措施。其中“公共卫生危害”是指具有损及人群健康可能性的事件，特别是可在国际传播或构成严重和直接危害的事件。

（二）我国对突发公共卫生事件的定义

国务院2003年颁布的《突发公共卫生事件应急条例》中明确规定，突发公共卫生事件是指突然发生，造成或者可能造成社会公众健康严重损害的重大传染病疫情、群体性不明原因疾病、重大食物中毒和职业中毒以及其他严重影响公众健康的事件。突发公共卫生事件概念的提出和明确界定，为我国加强突发公共卫生事件应对准备和应急处理工作，及时发现、及时报告、及时处理突发事件，保障广大人民群众的身体健康提供了科学、规范管理的依据。

1. 重大传染病疫情

重大传染病包括各类传染病，如《中华人民共和国传染病防治法》规定管理的甲类、乙类、丙类传染病，暴发或多例死亡、罕见的或已消灭的传染病，临床及病原学特点与原有疾病特征明显异常的疾病，新发传染病等。

2. 群体性不明原因疾病

群体性不明原因疾病是指在短时间内、某个相对集中的区域内，同时或者相继出现具有共同临床表现的患者，而且数量不断增加，范围不断扩大，又暂时不能诊断的疾病。

3. 重大食物中毒

重大食物中毒是指由于食品污染的原因造成人数众多的或者伤亡较重的中毒事件。

4. 职业中毒

职业中毒是指由于职业危害的原因造成人数众多的或者伤亡较重的中毒事件。

5. 其他

严重影响公众健康的事件。

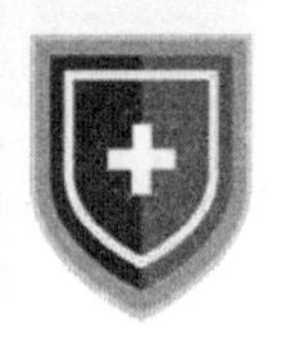

二、突发公共卫生事件的特征

（一）突发性及意外性

突发性及意外性指突发公共卫生事件往往是突然发生的、紧迫的、非预期的和意外发生的。人们对事件是否发生和发生的时间、地点、方式、程度等都始料未及，难以准确把握。这来源于三方面因素：突发公共卫生事件有些由难以控制的客观因素引发，有些暴发于人们的知识盲区，有些暴发于人们熟视无睹的细微之处。突发公共卫生事件的发生往往比较突然，一般难以预测，有的甚至不可预测。对于一个突发公共卫生事件，人们很难以一个最适合的方法进行预防性准备。在事件发生之前，所需的技术手段、设备、物资和经费都不太可能有完全充分的准备。并且，目前已经有的检测手段还不能保证能够迅速查明所有类型的突发公共卫生事件的原因，从而使有些突发公共卫生事件难以及时、有效地得到处置。正因为如此，在突发公共卫生事件发生时，政府部门、专业人员和社会人群往往都没有足够的思想准备，仓促应对，容易出现混乱的状况，甚至引起不必要的社会动荡。

（二）群体性及公共性

突发公共卫生事件的发生往往是突如其来的，不易预测，有的甚至不可预测。在事件发生区域内或影响范围内的所有人，都有可能受到突发公共卫生事件的威胁或损害。如果所发生的突发公共卫生事件是传染病暴发，或引起突发公共卫生事件的原因或媒介具有一定的普遍性（如空气、饮用水、食品、药品等），就还可能会威胁到其他地区或国家。因此，突发公共卫生事件一旦发生，其影响的绝不仅仅是个体人员和突发公共卫生事件所在地，在很多情况下，还很容易引起群体和跨地区的影响，同时由于需要广泛采取公共卫生措施，又易引起社会的广泛关注。

（三）严重性及紧迫性

突发公共卫生事件由于事发突然、情况紧急、累及受众，往往会引起舆论哗然，导致社会惊恐不安，危害相当严重。轻者可在短时间内造成大量人群发病和

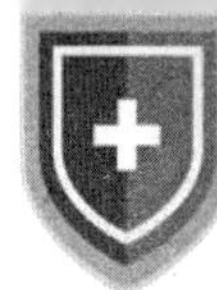

死亡，使公共卫生和医疗体系面临巨大的压力，致使医疗力量相对短缺、抢救物资相对不足等，甚至冲击医疗卫生体系本身、威胁医务人员自身健康、破坏医疗基础设施；重者可对经济、贸易、金融等产生严重影响，甚至引起一定程度的经济衰退及对社会稳定和国家安全造成威胁。因此，若不能采取迅速的处置措施，事件的危害将进一步加剧，造成更大范围的影响和损失。所以，在事件发生时，我们要尽可能在短的时间内做出决策，采取具有针对性的措施，以将事件的危害控制在最低程度。许多原因不明或特别严重的突发公共卫生事件发生时，由于事发突然，人们对所发生的事件认识不清、准备不足，使应对和处理工作更为艰难和迫切。因此突发公共卫生事件发生后，全力以赴救治患者，迅速调查事件原因，及时采取有针对性的处置措施，防止事件进一步扩大，成为当务之急。

（四）复杂性及综合性

突发公共卫生事件种类繁多，原因复杂，并且在开始阶段大多不明确，这对现场抢救、控制和医学救治十分不利。同时，其现场抢救、控制和转运救治、原因调查、善后处理等涉及多系统、多部门，政策性强，必须在政府的统一领导下综合协调处理，才能稳妥。另外，突发公共卫生事件的复杂性及综合性还表现在事件虽然在一地发生，但影响可超出其行政区域，甚至波及更大的范围，具有较大的偶然性、突发性。其总是呈现出一果多因、一因多果、相互关联、牵一发而动全身的复杂态势。它一旦发生，总会持续一个过程，突出表现为蔓延性和传导性。

（五）影响的深远性

虽然突发公共卫生事件发生突然，一般持续时间不长，但是后果严重，影响深远。由于具有上述特点，其处理难度较大，处理不当可能造成人群心理应激，使人们出现恐惧、焦虑、认识改变，甚至行为改变，往往对公众的心理和社会生活产生长期的负面影响。如不能及时有效地进行干预和控制，严重时可能导致社会危机或政治动荡。

三、突发公共卫生事件的分级

根据突发公共卫生事件的性质、危害程度、涉及范围，突发公共卫生事件划

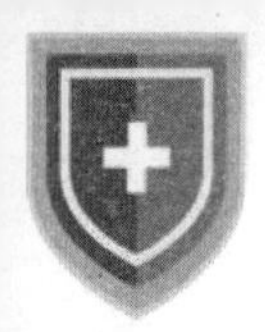

分为特别重大（Ⅰ级）、重大（Ⅱ级）、较大（Ⅲ级）和一般（Ⅳ级）四级。相关的分级标准可参照《国家突发公共卫生事件应急预案》。

一般性（包括一般、较大）突发公共卫生事件，是指对人身安全、社会财产及社会秩序影响相对较小的突发公共卫生事件，由事发地所属市、县级人民政府处置；重大突发公共卫生事件，是指对人身安全、社会财产及社会秩序造成重大损害的突发公共卫生事件，由省人民政府处置；特别重大突发公共卫生事件，是指对人身安全、社会财产及社会秩序造成严重损害的突发公共卫生事件，由省人民政府处置或者省人民政府报请国务院有关职能部门协调处置。

为了具有可操作性，《国家突发公共卫生事件相关信息报告管理工作规范（试行）》中对应报告的、成为或可能成为突发公共卫生事件的各种疾病和情况的具体标准进行了明确的界定。这些疾病和情况包括各种传染病、食物中毒、职业中毒、其他中毒、环境因素事件、意外辐射照射事件、传染病病原体、毒种丢失、预防接种和预防服药群体性不良反应事件、医源性感染事件、群体性不明原因疾病暴发以及各级人民政府部门认定的其他突发公共卫生事件等。

四、突发公共卫生事件的分类

（一）按事件的表现形式分类

根据事件的表现形式可将突发公共卫生事件分为以下两类：

（1）在一定时间、一定范围内、一定人群中，当病例数累计达到规定预警值时所形成的事件，如传染病、不明原因疾病、中毒（食物中毒、职业中毒）、预防接种反应、毒株丢失等事件，以及县以上卫生行政部门认定的其他突发公共卫生事件。

（2）在一定时间、一定范围内，当环境危害类毒素达到规定预警值时形成的事件，病例可在事后发生，也可能无病例发生。其包括传染病病菌、毒株丢失事件，病媒、生物、宿主相关事件，化学物泄露事件，放射源丢失、核和其他辐射受照事件，以及其他严重影响公众健康的事件。这类事件往往在事件发生时尚未出现病例或病例在事件发生后出现。

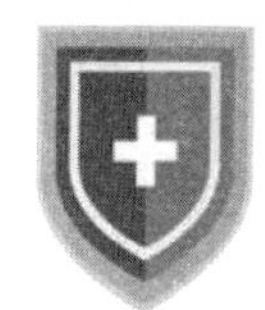

（二）根据事件的成因和性质分类

根据事件的成因和性质，突发公共卫生事件可分为以下几类：重大急性传染病疫情、群体性不明原因疾病、重大食物中毒和职业中毒、新发传染性疾病、群体性预防接种反应和群体性药物反应、重大环境污染事故、核和其他辐射事故、社会安全事件、自然灾害事件，以及其他影响公众健康的事件。

1. 重大急性传染病疫情

重大急性传染病疫情是指在短时间内发生某种急性传染病，波及范围广，出现大量的患者或死亡病例，发病率远远超过既往 / 常年的水平。

2. 群体性不明原因疾病

群体性不明原因疾病是指在短时间、某个相对集中的区域内，同时或者相继出现具有共同临床表现的患者，且病例不断增加、范围不断扩大，但疾病尚未能明确诊断。例如，我国传染性非典型肺炎暴发初期，由于对其病原体认识不清，虽然患者具有同一症状，但对其发病机制、诊断标准、传播途径等均不甚明了。这就是群体性不明原因疾病的典型案例。之后随着研究的深入，人们逐步认识到其病原体是一种冠状病毒的变异株。

3. 重大食物中毒和职业中毒

重大食物中毒和职业中毒是指由于食品污染和职业危害因素造成的人数众多或伤亡较重的中毒事件。

4. 新发传染性疾病

新发传染性疾病从全局上讲，是指全球首次发现的传染病。从局部讲，是指一个国家或地区新发生的、新变异的或新传入的传染病。新出现的传染病与不明原因疾病一样，对人类健康构成了十分严重的潜在威胁，处置的难度及复杂程度较大。

5. 群体性预防接种反应和群体性药物反应

群体性预防接种反应和群体性药物反应是指在实施疾病预防措施时，受种人群或预防性服药人群出现的异常反应的原因复杂，可以是心因性的，也可以是其他异常反应。

6. 重大环境污染事故

重大环境污染事故是指在化学品的生产、运输、储存使用和废弃处置过程

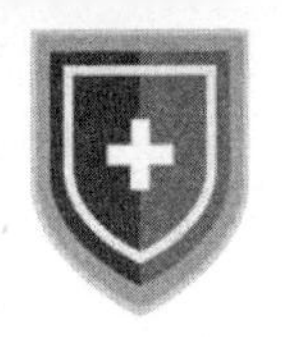

中，由于各种原因使化学品从包装容器、运送管道、生产、储存和使用环节中泄露，污染空气、水源和土壤等周围环境，严重危害或影响公众健康的事件。

7. **核和其他辐射事故**

核和其他辐射事故是指放射性物质或其他放射源对公众健康造成或可能造成严重影响或损害的突发事件。

8. **社会安全事件**

社会安全事件是指不安定分子为达到其目的，通过使用或威胁使用放射物质、化学毒剂或生物战剂，或通过袭击或威胁袭击化工（核）设施（包括化工厂、核设施、化学品仓库、实验室、化学品运输槽车等），引起有毒、有害物质或致病性微生物释放到环境中，导致人员伤亡，或造成公众恐慌，破坏国家和谐、安定，影响经济发展的事件。

9. **自然灾害事件**

自然灾害事件是指由自然力引起的人员伤亡、社会设施破坏、经济严重损失、公众健康状况及社会卫生服务条件恶化，超过灾害发生地区所能承受的状况。自然灾害主要包括水灾、旱灾、地震、火灾等。自然灾害发生后，缺乏符合卫生要求的食品和饮用水，由于环境条件恶劣，苍蝇、蚊子大量孳生，成为传染病流行的有利条件。在发生重大环境污染事故、核和其他辐射事故、社会安全事件、自然灾害事件等影响公众健康的相关事件时，国家卫生健康委员会主要负责事件中的医疗救援、对健康影响的评价、卫生处理等。

（三）根据引起紧急状态的原因分类

根据引起紧急状态的原因，可以分为两类：一是由自然灾害引起的突发公共卫生事件；二是由人为因素或社会动乱引起的突发公共卫生事件。

五、全球突发公共卫生事件的特点与趋势

随着社会经济的进一步发展及全球一体化，近年来，全球突发公共卫生事件表现出许多与以往不同的特点，主要为突然发生、规模大，危害公众、损失严重，没有国界、影响广泛，原因复杂、多元化，新发传染病不断出现，社会关注度高等。

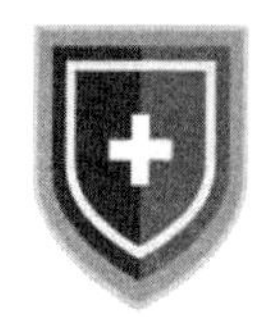

（一）突然发生、规模大

由于科学技术的蓬勃发展和广泛使用，城市化、工业化、现代化加快，一旦发生突发公共卫生事件，影响范围更加广泛，发病人数更多，危害更加严重。如果是突发传染病，可能造成大规模流行，甚至世界性大流行。曾经有一种说法认为，传染病暴发和食品卫生安全事件等突发公共卫生事件是发展中国家的问题，这些问题在发达国家已经基本得到解决。但是，事实并非如此，发达国家甚至面临更加严峻的形势。

（二）危害公众、损失严重

一方面，突发公共卫生事件本身规模较大、危害严重；另一方面，为防止事件的扩大，事件发生地区往往会采取严格的公共卫生措施，而在缺乏相关科学依据时，未发生事件的其他地区不得不从保护公众健康利益的角度出发，作出较强的反应，采取预防性应对措施，如交通检疫、限制进口等。这不可避免地对某些地区的经济发展和社会稳定产生严重影响。

（三）没有国界、影响广泛

由于当今世界的交通运输、通信空前发达，经济市场化，国际商贸、旅游快速发展，人员、物品大流动等因素，一个地区出现突发公共卫生事件，在几个小时内事件的消息就会传遍全球。传染病或动物源性疾病可能随现代化的交通工具在数周、几天甚至一天内被快速传播，造成大范围的感染。在重大突发公共卫生事件面前，如果缺乏有效的防范措施，任何一个国家都难以幸免，没有任何一个国家可以高枕无忧。正所谓“牵一发而动全身”，越来越多的组织和人士均认识到应对突发公共卫生事件是当今“地球村”的共同责任，正积极着力于建立有效的全球的合作性应对机制。

（四）原因复杂、多元化

从近年发生的突发性公共卫生事件来看，其原因更趋多元化。除自然因素、病原体本身变异等，社会因素如战争动乱、管理不善、片面追求生产利润，以及恐怖组织或恐怖分子的破坏活动，增加了突发公共卫生事件应对准备和应急处置

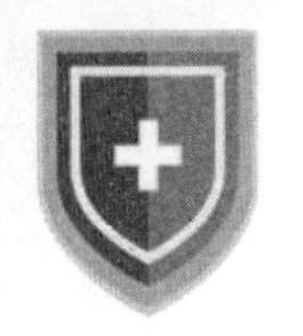

的难度。

（五）新发传染病不断出现

新发传染病、一些不明原因疾病的不断涌现所引起的突发公共卫生事件，已成为近些年来尤为突出的公共卫生问题。

新出现或重新出现传染病的原因众多，与人类和环境的相互作用密切相关。自然和社会的巨大变化为传染病的自发流行创造了条件。如快捷而频繁的国际旅行，城市过度拥挤，环境卫生状况不良，食品加工和操作不卫生，人类与自然界的媒介生物和病原体宿主接触增加，环境和气候改变对自然界媒介生物和动物宿主结构、数量的影响，战争、饥饿、灾害对公共卫生基础设施的破坏等，都可能为传染病的再度流行、病原的变异等创造条件。

（六）社会关注度高

由于突发公共卫生事件影响广泛，越来越多的人意识到突发公共卫生事件不仅仅是一个地区、一个部门的事，而需要社会的共同关注、共同努力。这样才能最有效地减轻突发公共卫生事件的危害，最大限度地保护当地和其他地区群众的健康不受或少受损害。因此，突发公共卫生事件常常得到政府的高度重视，国际社会、国际舆论也普遍关注。在某些情况下，突发公共卫生事件处理的好坏已不仅是对当地卫生系统能力的检验，更是当地政府执政能力高低的重要标志，及其对社会、民众负责的具体体现。

六、我国突发公共卫生事件的特点与趋势

我国突发公共卫生事件除呈现全球突发公共卫生事件的主要特点与趋势外，也呈现自身的一些特点与趋势，主要表现在如下几个方面：

（1）突发公共卫生事件频发；

（2）与社会经济发展相关的突发公共卫生事件增多；

（3）食品污染和食物中毒事件时有发生；

（4）学校突发公共卫生事件占相当大比重；

（5）新发传染病危害严重；

（6）自然灾害引发的突发公共卫生事件不容忽视。

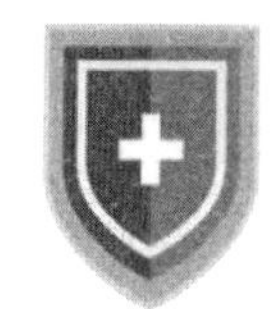

总而言之，现代社会不断面临着突发公共卫生事件的危险和挑战。突发公共卫生事件威胁着国家的经济发展、社会稳定和人民群众的生命财产安全。我们要不断地总结经验，完善突发公共卫生事件的应急管理体系，提高应对突发公共卫生事件的能力，实现社会的稳定发展。

第二节　突发公共卫生事件应急管理体制

突发公共卫生事件不同于一般的个体或者小群体的疾病事件，其影响的范围与危害性更大。对于政府及相关部门是否能够快速、及时、高效地应对突发公共卫生事件，应急管理体制起着非常重要的作用。从广义上讲，应急管理体制是指国家为保障公共安全，有效预防和应对突发事件，避免、减少和减缓突发事件造成的危害，消除其对社会产生的负面影响而建立起来的以政府为核心，其他社会组织和公众共同参与的组织体系。从狭义上讲，突发公共卫生事件应急管理体制即是突发公共卫生事件应急管理组织系统的内部组织机构设置、隶属关系、责权划分及其运作制度化的总称。它是国家管理突发公共卫生事件应急工作的主体，一切应急工作都是通过这个主体去组织实施并完成的，其结构的合理性将直接关系突发公共卫生事件应对的结果，关系广大群众的生命健康安全和国家社会的稳定、发展。

应急管理体制作为政府社会管理和公共服务的职能组织，具有与其他组织管理职能相同的特征，但又有不一样的特征。其一，应急管理体制是开放性的，受到国家政治体制、经济体制、人事管理体制及卫生体制等诸多因素的影响，同时又具有职责双重性的特征。在各国现阶段的应急管理实践中，除了部分应急管理人员从事专业应急管理工作，大多数应急管理参与主体来自不同的社会领域和工作部门。在正常的情况下，他们从事社会的其他工作，只有在应急管理工作需要时，才参与应急管理活动，担负应急管理方面的职责。其二，突发公共卫生事件的不确定性、破坏性和扩散性，决定了应急管理的主体行使处置权力必须快

速、高效，因而要求整个组织严格按照一体化的集权方式管理和运作，上下关系分明，职权明确，有令必行，有禁必止，奖罚分明。特别强调统一领导、统一指挥、统一行动的一体化组织集权管理。因此，只有了解我国现行突发公共卫生事件应急管理体制的基本内容，并探讨完善的策略和措施，才能做到有的放矢，做好突发公共卫生事件应急管理工作。

一、我国突发公共卫生事件应急管理体制的历史

中华人民共和国成立初期，我国建立起了一个比较严密的公共卫生网络体制。在农村有合作医疗制度，在城市有劳保制度，从国家到地方都有完善的防疫体系。这些公共卫生网络体制对应对突发公共卫生事件起了很好的作用，为保障城乡人民的健康做出了积极的贡献。

国家虽处于经济转型和快速发展时期，其应对突发公共卫生事件的能力却逐渐显得相对滞后，主要表现在对卫生应急建设投入不足、指挥管理不力、信息渠道不畅、防疫体系不完善等方面。在这个时期，我国的突发公共卫生事件的应急工作主要采取的是“救火队”式的工作方式。一旦某一地区发生疫情，交由当地主管部门负责处理；事件扩大后，或是由当地政府领导挂帅联合相关部门组成疫情控制领导小组，或是直接交由上级主管部门来负责处理。由于缺乏一套完善的突发公共卫生事件应急管理组织机构，无法形成一种有效的信息传输渠道，事件发生后难以有效地协调不同管理区域内的行为，也难以有效地规范政府的危机管理行为。

我国政府也认真总结过往的经验教训，明确提出了坚持以人为本和全面、协调、可持续发展的科学发展观，更加重视经济与社会的协调发展，更加重视公共卫生建设，更加重视提高人民健康水平。现在改革卫生管理体制，发展卫生事业，增进人民健康，促进经济与社会协调发展，已成为中国各级政府和广大人民群众的共同心愿。

二、我国突发公共卫生事件应急管理体制的现状

目前我国应急管理体制建设取得了很大的成就。从实际出发，我国突发公共卫生事件应急管理体制基本完成了五个功能整体的体制构架，即指挥决策系统、信息管理系统、应急处置系统、物资保障系统和专家咨询系统，完善了组织机构

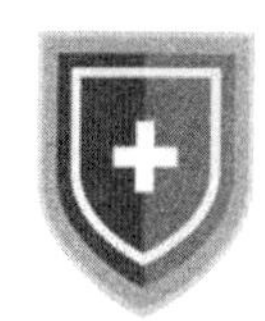

和职能。在《国家突发公共卫生事件应急预案》中，就明确提出了应急组织体系及职责，具体内容如下：

（一）应急指挥机构

国家卫生健康委员会依照职责和预案的规定，在国务院的统一领导下，负责组织、协调全国突发公共卫生事件应急处理工作，并根据突发公共卫生事件应急处理工作的实际需要，提出成立全国突发公共卫生事件应急指挥部。地方各级人民政府卫生行政部门依照职责和预案的规定，在本级人民政府的统一领导下，负责组织、协调本行政区域内突发公共卫生事件应急处理工作，并根据突发公共卫生事件应急处理工作的实际需要，向本级人民政府提出成立地方突发公共卫生事件应急指挥部。各级人民政府根据本级人民政府卫生行政部门的建议和实际工作需要，决定是否成立应急指挥部。地方各级人民政府及有关部门和单位要按照属地管理的原则，切实做好本行政区域内突发公共卫生事件应急处理工作。

其主要职责：全国突发公共卫生事件应急指挥部负责对特别重大突发公共卫生事件的统一领导、统一指挥，做出处理突发公共卫生事件的重大决策，指挥部成员单位根据突发公共卫生事件的性质和应急处理的需要确定；省级突发公共卫生事件应急指挥部由省级人民政府有关部门组成，实行属地管理的原则，负责对本行政区域内突发公共卫生事件应急处理的协调和指挥，做出处理本行政区域内突发公共卫生事件的决策，决定要采取的措施。

（二）日常管理及工作机构

国务院卫生行政部门设立卫生应急办公室（突发公共卫生事件应急指挥中心），负责全国突发公共卫生事件应急处理的日常管理工作。各省、自治区、直辖市人民政府卫生行政部门及军队、武警系统要参照国务院卫生行政部门突发公共卫生事件日常管理机构的设置及职能，结合各自的实际情况，指定突发公共卫生事件日常管理机构，负责本行政区域或本系统内突发公共卫生事件的协调、管理工作。

其主要职责：依法组织协调有关突发公共卫生事件应急处理工作；负责突发公共卫生事件应急处理相关法律法规的起草工作；组织制定有关突发公共卫生事件应急处理的方针、政策和措施；组建与完善公共卫生事件监测和预警系统；制

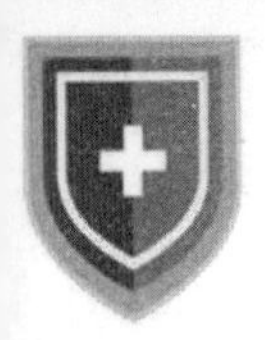

定突发公共卫生事件应急预案，组织预案演练；组织对公共卫生和医疗救助专业人员进行有关突发公共卫生事件应急知识和处理技术的培训，指导各地区实施突发公共卫生事件预案，帮助和指导各地区应对其他突发事件的伤病救治工作；承担救灾、反恐、中毒、放射事故等重大安全事件中涉及公共卫生问题的组织协调工作；对突发重大人员伤亡事件组织紧急医疗救护工作。

（三）专家咨询委员会

国务院卫生行政部门和各级卫生行政部门负责组织和建立突发公共卫生事件专家咨询委员会。市（地）级和县级卫生行政部门可根据本行政区域内突发公共卫生事件应急工作的需要，主建突发公共卫生事件处理专家咨询委员会。

其主要职责：对确定突发公共卫生事件级别以及采取相应的重要措施提出建议，对突发公共卫生事件应急准备提出咨询建议，参与制订、修订突发公共卫生事件应急预案和技术方案，对突发公共卫生事件应急处理进行技术指导，对突发公共卫生事件应急反应的终止、后期评估提出咨询意见，承担突发公共卫生事件应急指挥机构和日常管理机构交办的其他工作。

（四）应急处理专业技术机构

医疗机构、疾病预防控制机构、卫生监督机构、出入境检验检疫机构是突发公共卫生事件应急处理的专业技术机构。应急处理专业技术机构要结合本单位职责开展专业技术人员处理突发公共卫生事件能力的培训，提高快速应对能力和技术水平。在发生突发公共卫生事件时，要服从卫生行政部门的统一指挥和安排，开展应急处理工作。

其主要职责：医疗救治机构主要负责患者的现场抢救运送、诊断和治疗，医院内感染的控制，检测样本的采集，配合进行流行病学调查。疾病预防控制机构主要负责突发公共卫生事件报告，现场流行病学调查处理（包括对有关人员采取观察和隔离措施、采集患者和环境标本、环境和物品的卫生学处理等），开展病因现场快速检测和实验室检测，加强疾病和健康监测。中国疾病预防控制中心承担全国突发公共卫生事件应急现场流行病学调查处理和实验室检测的技术指导、支持任务。各级疾病预防控制机构负责本行政区域内突发公共卫生事件的现场流行病学调查、处理和实验室检测工作。卫生监督机构主要协助地方卫生行政部门

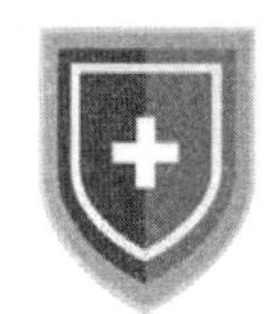

对事件发生地区的食品卫生、环境卫生，以及医疗卫生机构的疫情报告、医疗救治、传染病防治等进行卫生监督和执法稽查。国家卫生健康委员会卫生监督中心协助国务院卫生行政部门组织实施全国性卫生监督检查工作，对地方的卫生监督工作进行业务指导。各级卫生监督机构负责本行政区域内的卫生监督工作。出入境检验检疫机构主要负责发生突发公共卫生事件时对口岸出入境人员的健康申报、体温检测、医学巡查、疾病监测、疫情报告、患者控制、消毒处理、流行病学调查和宣传教育等。

三、突发公共事件应急管理体制的系统

在现代社会中，任何复杂的管理都离不开管理体制。突发公共卫生事件应急管理体制与日常管理体制有共性的部分，即二者都是建立在一定组织机构设置的实体之上，以职能的区分和界定为基础进行工作的。突发事件应急管理体制从纵向看，包括组织自上而下的组织管理体制，实行垂直领导，下级服从上级；从横向看，同级组织有关部门互相配合，协调应对，共同服务于指挥中枢。但是，以突发公共卫生事件为对象的应急管理又不同于一般的管理，尤其在现代社会中，突发公共卫生事件越来越呈现出频繁性、强破坏性、高度不确定性等特点，需要特别关注、特殊处理。这些都使突发公共卫生事件的管理体制具有不同于一般管理体制的独特性，同时也对其在体制建构和管理方面提出了更高的要求。应急管理体制的组成及其设置的形式、层次，决定了突发公共卫生事件应急管理体制运行的效果和效率。一般来说，突发公共卫生事件应急管理体制主要由以下不同功能的系统构成：

1. 指挥调度系统

指挥调度系统是处置突发公共卫生事件的最高权威和指挥决策机构，负责应急管理的统一指挥，给各支持系统下达命令，提出要求。它具有领导决策、指挥协调、监控督查等职能。

2. 处置实施系统

处置实施系统是具体实施指挥调度系统形成的预案和指令的系统，负责执行指挥调度系统下达的命令，完成各种应急处置任务。它包括疾病预防控制机构、医疗救治机构、卫生监督机构等。其中，疾病预防控制机构是应急管理体系的基石，医疗救治机构是应对突发公共卫生事件的主力，各级卫生监督机构是应对突

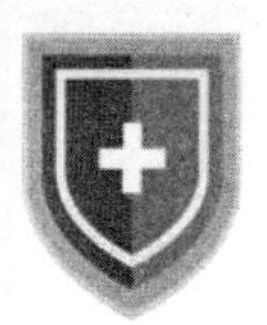

发公共卫生事件的保障之一。

3. 资源保障系统

资源保障系统负责应急处置过程中的资源保障。主要工作包括应急资源的存储、日常养护和调度等。各级各类医疗卫生机构都要求有相关应急物资的储备，同时，国家和地方根据需要建立了国家或者区域性的特殊应急物资的储备中心，并且建立了相关的信息系统和调用机制。

4. 信息管理系统

信息管理系统（应急管理体系的信息中心）负责突发公共卫生事件和应急信息的实时共享，为其他系统提供信息支持。这个系统是应对突发公共卫生事件的关键。主要任务包括信息采集、处理、存储、传输、更新和维护等。

5. 专家咨询系统

专家咨询系统在信息管理系统传递信息的基础上，就应对突发公共卫生事件中的决策问题提出建议或方案，为指挥调度系统提供决策支持，如预警分析、预案选择、预案效果评价和资源调度方案设计等。

以上各个系统可能由不同的组织机构组成，执行的任务也不相同，这就需要统一指挥、协同作战。各个系统相辅相成、有机整合而形成一个完善的突发公共卫生事件应对体系，这样才能实现应对突发公共卫生事件的最优效益。

四、构建突发公共卫生事件应急管理体制要遵循的原则

鉴于突发公共卫生事件的突发性、高度不确定性、强破坏性等特点，其应对的核心思路是：一旦危机出现，必须及时有效地救助或控制，以实现减少人民生命、健康损失，防止疫情扩散，预防并发性危机事件发生的目的。为此，突发公共卫生事件管理的组织机构设置，必须具备快速、高效、广泛地整合资源的特殊功能。另外，应急管理体制的确立涉及一个国家或地区的政治、经济、自然、社会等多方面因素，而且随着人类社会的进步和应对突发事件能力的提高而不断变化和调整。为实现这一目标，突发公共卫生事件应急管理体制的设立和调整要把握好以下几项基本原则：

（一）统一领导原则

突发公共卫生事件通常是跨地区的，会影响许多正常的工作和业务流程，需

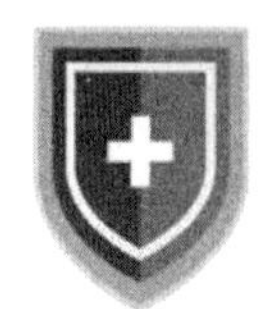

要及时进行信息的通报与资源的调拨分配，其应对工作往往涉及多部门的共同合作。这往往不是一个人员或部门所能胜任的，因此每一级政府都必须成立专门的应急管理机构，上下各级形成高度集中统一领导与指挥的应急指挥体系，以便能够调配各方面资源，依照法律、行政法规和有关规范性文件的规定组织各个部门协调工作。

（二）常设原则

鉴于现时突发公共卫生事件高发和频发的特点，各级政府卫生行政部门都需要设置突发公共卫生事件管理的常设机构。常设的突发公共卫生事件管理机构，平时的职能包括预案管理、预警管理、预备管理和预演管理等。预案管理包括组织预案的研究和完善、教育和培训，做到未雨绸缪；预警管理包括随时获取和分析相关信息，捕捉事件发生征兆，分析其可能发展的趋势，当危险达到一定程度时，警示有关部门和人员，早做准备，防患于未然；预备管理包括增强防范意识，做好应急处理的各项储备和保障工作，如应急装备、物资、经费、人员、技术等；预演管理包括根据需要，开展多种形式、多种频率、多种级别、多种内容、多种参与主体的培训和演练活动，保证事件发生时，应急处理能达到最好状态、最高效率和最优结果。

强调设置突发公共卫生事件管理的常设机构，并不意味着其他职能部门的突发公共卫生事件应对职能的弱化。相反，由于应急管理工作的加强，在常设突发公共卫生事件管理机构的指导和协调下，这些职能部门的应急职能，特别是事件处置中的应急保障职能将得到进一步加强。

（三）分级管理原则

分级管理原则有两层含义：一是对危机本身的分级管理，即按照突发公共卫生事件的危害程度分为不同等级；二是按照行政管理等级进行划分，有中央和地方政府不同层次的管理。

按照突发公共卫生事件的危害程度，突发公共卫生事件可分为特别重大、重大、较大和一般四个等级。根据不同的等级进行危机管理，对不同的等级制定相应的应对机制。按照政府行政管理等级，可将突发公共卫生事件划分为中央政府管理和各级地方政府管理。一般而言，突发公共卫生事件总是在地方发生，从局

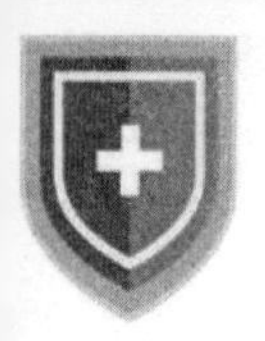

部开始蔓延，所以按照时间的先后顺序，先由地方政府管理，后由中央政府管理。前者无法处理时，由后者提供支援。

（四）属地管理原则

强调属地管理为主，是由于突发公共卫生事件发生地政府的迅速反应和正确有效的应对，是有效遏制事件发生、发展的关键。因此，必须明确地方政府应该是发现事件苗头预防发生、首先应对、防止扩散（引发、衍生新的危机）的第一责任人，赋予其统一实施应急处置的权力。预案管理必须注重在基层得到切实落实。当然，事件一旦发生，或是出现重大事件的苗头，地方政府必须及时、如实向上级报告，同时根据预案马上动员或调集资源进行处置。如果自己不能单独有效地应对，可以请求上级政府、相邻地方政府帮助；如果出现本级政府无法应对的事件，可以申请上级政府直接管理。

（五）协同原则

在突发公共卫生事件应对过程中，参与主体是多样的；既有政府及相关部门，也有社会组织、企事业单位、基层自治组织、公民个人，甚至还有国际援助力量。要实现反应灵敏、协调有序、运转高效的应急机制，必须加强在统一领导下的综合协调能力建设。综合协调人力、物力、财力、技术和信息等保障力量，形成统一的突发事件信息系统、统一的应急指挥系统、统一的救援队伍系统、统一的物资储备系统等，以整合各类行政应急资源，最后形成各部门协同配合、社会参与的联动工作局面。

突发公共卫生事件的应对通常会涉及多个领域，政府在应对时需要多个部门和多方面人员的合作，除卫生领域机构之外，还包括交通、通信、警察、消防、信息、食品、公共设施、物资支持和军队等，以及政府其他部门的人员。因此，危机应对中协同运作尤为重要。突发公共卫生事件的不可回避性及突发事件危机管理的紧迫性，要求政府在事件发生后，不同职能管理部门之间实现协同运作，明晰政府职能部门与机构的相关职能，优化整合各种社会资源，发挥整体功效，最大限度地减少损失。由于交通和通信发达，国内和国际各个地方的联系越来越紧密，许多突发公共卫生事件可能迅速波及，甚至蔓延到其他地方。在这种情况下，单靠政府难以做到有效应对公共危机事件，这就需要广泛的社会参与，甚至

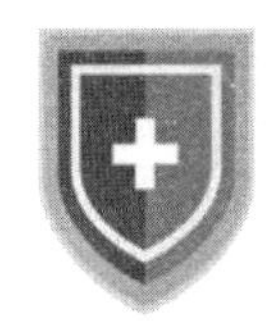

国际交流与国际合作。因此，应当充分发挥我国政府社会动员能力强的优势，通过教育、培训、支持和指导，发挥公众、社区、企事业单位和社团在突发公共卫生事件处理中的积极作用，实现政府功能与社会功能的优势互补与良性互动。为此，需要明确各级政府突发公共卫生事件管理中的社会动员与国际合作职能，并通过一些具体业务的设计使之落到实处。

一个成熟的应急管理组织结构体系应具备四个系统：法律与行政规范系统、决策指挥中枢系统、执行与支援保障系统、信息管理系统。应急管理这种内在组织结构体系的四大系统并非单纯的线性逻辑或平面关联，而是一个四位一体的架构体系。四大系统具有密切的关联性和互补性。当代突发公共卫生事件的特点要求在组织、制度等方面做好突发公共卫生事件应急管理体制的建设，既要有统一高效的领导指挥系统，又要有科学合理的职能设置，以及协调、高效、统一、反应迅速的组织机构。因此，我们要立足于自身的实践，大胆借鉴国外在这方面的经验，在突发公共卫生事件应急管理实践中，构筑起健全、高效、有力应对突发公共卫生事件的应急管理体制和公共卫生体系，为人民群众提供牢固的健康屏障，确保人民群众生命安全和经济社会协调、稳定、发展。

第三节　突发公共卫生事件应急管理机制

随着全球化进程的加快，突发公共卫生事件的不断发生不仅对社会公众的生命健康、财产安全构成严重的威胁，而且对和谐社会的构建提出了严峻挑战。我国政府对突发公共卫生事件的应对机制建设给予了前所未有的高度重视，建立健全突发公共卫生事件应急管理机制已成为当前卫生应急工作的核心任务之一。为了及时高效地应对各类突发公共卫生事件，必须遵循统一指挥、反应灵敏、协调有序、运转高效的原则，不断完善突发公共卫生事件应急管理机制，有效预防、及时控制和消除突发公共卫生事件的危害，保障人民群众的身体健康和生命安全，维护正常的社会秩序和经济秩序。

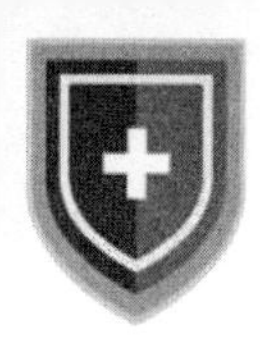

一、我国突发公共卫生事件应急管理机制的历史

1949 年后，我国在“预防为主”的卫生工作方针的指导下，从国家到地方都有卫生防疫体系。政府把医疗卫生工作的重点放在预防和消除传染病上，特别是加强了农村的医疗卫生工作，建立起一个比较完善的以县、乡、村“三级预防保健网”为核心的公共卫生体系。它就是我国突发公共卫生事件应急管理机制的雏形。正是有了这些机制，国家在很短的时间基本控制了严重危害人群健康的大规模传染病如天花、性病等，为保障城乡人民的健康做出了积极贡献，得到了全世界的公认和赞许。经过了多年的发展建设，我国目前初步建立了一套具有中国特色的公共卫生体系，拥有一批疾病预防和控制、卫生监督、医疗救治的卫生应急专业机构和技术队伍，初步形成了以传染病暴发疫情防控为重点的突发公共卫生事件应急管理机制。

2003 年严重急性呼吸综合征（SARS）疫情的发生及蔓延，暴露了我国公共卫生事业发展滞后、应对突发公共卫生事件机制不健全、重大疫情信息监测报告网络不完善等问题。SARS 发生后，党中央、国务院高度重视突发公共卫生事件应急管理机制的建设，明确提出用 3 年左右的时间加强公共卫生体系建设，建立健全突发公共卫生事件应急管理机制，提高应对突发公共卫生事件的能力。

二、我国突发公共卫生事件应急管理机制的现状

目前，在突发公共卫生事件应急管理方面，摒弃了之前的分部门管理模式，建立了统一指挥的卫生应急管理体系。2004 年，国务院卫生行政部门设立卫生应急办公室（突发公共卫生事件应急指挥中心），负责全国突发公共卫生事件应急处理的日常管理工作，同时在政策体系方面制定了相关法律法规，如《突发公共卫生事件应急条例》《中华人民共和国突发事件应对法》等，制定了应急预案如《国家突发公共卫生事件总体应急预案》等，开展了有效的检测、信息报告、信息发布，以及广泛的交流合作。从中央到地方各级政府、各有关部门在应对机制、人员队伍、技术力量和物质准备等方面均做了大量工作，现在已经形成了一套有效的应对突发公共卫生事件的应急管理机制。它包括指挥决策机制、组织协调机制监测预警报告机制、应急响应机制、信息发布与通报机制、应急保障机制、交流与合作机制、社会动员机制、恢复重建机制、督导评估机制十大类。这

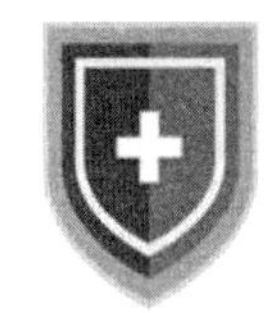

在有效应对突发公共卫生事件中发挥了重要作用。

三、突发公共卫生事件应急管理机制的内容

机制，即是制度化、程序化的方法与措施。突发公共卫生事件应急管理机制是指为及时有效地预防和处置突发公共卫生事件而建立起来的应急管理工作制度、规则与具体运行程序，以及各要素之间的相互作用和关系。作为紧急情况下的非常态管理，突发公共卫生事件应急管理必须具有一套行之有效的机制，能够迅速有效地调动一切人力、物力、财力，应对并化解突发公共卫生事件的风险和危机，确保社会公众的生命和健康安全。

（一）指挥决策机制

突发公共卫生事件的主要特征是突发性和不确定性，突发公共卫生事件应急管理的成败也取决于快速反应能力和随机处理能力，这就需要建立一套应急管理的指挥决策机制，要通过努力实现快速决策、科学决策、依法决策、协调决策和责任决策，最终构建“迅速有效、规范灵活、协调有序、责任明确”的应急指挥决策机制。

1. 应急指挥机构的设立和组成

（1）应急指挥机构的设立

在国务院的统一领导下，国家卫生健康委员会负责组织、协调全国突发公共卫生事件应急处理工作，并根据突发公共卫生事件应急处理工作的实际需要，向国务院提出成立全国突发公共卫生事件应急指挥部的建议。地方各级人民政府卫生行政部门在本级人民政府的统一领导下，负责组织、协调本行政区域内突发公共卫生事件应急处理工作，并根据突发公共卫生事件应急处理工作的实际需要，向本级人民政府提出成立地方突发公共卫生事件应急指挥部的建议。国务院和地方各级人民政府根据本级人民政府卫生行政部门的建议和实际工作需要，决定是否成立应急指挥部。地方各级人民政府及有关部门和单位要按照属地管理原则，切实做好本行政区域内突发公共卫生事件应急处理工作。

（2）应急指挥机构的组成

国务院负责对特别重大突发公共卫生事件的统一领导、统一指挥，做出处理突发公共卫生事件的重大决策。特别重大突发公共卫生事件应急指挥部成员单位

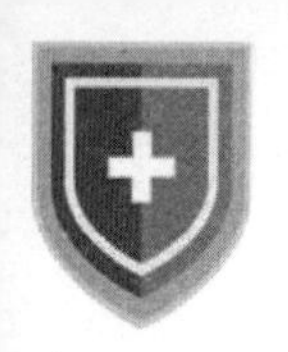

则根据突发公共卫生事件的性质和应急处理的需要确定，主要包括国家卫生健康委员会、中宣部、新闻办、外交部、发展改革委、教育部、科技部、公安部、民政部、财政部、劳动保障部、铁道部、交通部、信息产业部、农业部、商务部、质检总局、环保总局、民航总局、林业局、食品药品监管局、旅游局、红十字会总会、全国总工会、总后卫生部和武警总部等。

省级突发公共卫生事件应急指挥部由省级人民政府有关部门组成，实行属地管理原则。省级人民政府统一负责对本行政区域内突发公共卫生事件应急处理的协调和指挥，做出处理本行政区域内突发公共卫生事件的决策，决定要采取的措施。

2. 应急指挥决策的构成及运行

（1）应急指挥决策的构成

指挥决策系统是突发公共卫生事件危机应急响应系统的神经中枢。目前我国的指挥决策机构主要由政府领导机构应急指挥机构、办事机构、工作机构及专家咨询委员会等几个部分组成。在国家卫生健康委员会的领导下，应急办公室（突发公共卫生事件应急指挥中心）具体负责全国突发公共卫生事件应急处理的日常管理工作。专家咨询委员会为突发公共卫生事件应急管理提供决策建议，必要时参加突发公共卫生事件的应急处置。要求形成循证决策、科学指挥、政令畅通、分级负责、责任明确、反应及时和保障有力的工作机制。

（2）应急指挥决策的运行

指挥决策的运作程序包括监测、预警、信息收集、拟订方案、指挥调度和调整评估等。在实际决策的过程中，由于事件紧迫、信息有限，以及决策者有限理性等条件的约束，许多决策工作需同时开展，应急方案选择要在最短时间完成，决策目标要在应急工作开展过程中通过绩效评估和反馈控制不断修正。同时要采取科学民主的决策方式来降低危机事件发生的可能性。

1）监测、预警：通过科学灵敏的动态监测体系，预测事件发展趋势，及时发布预警信息，提供决策依据。

2）信息收集：快速全面地了解情况，确定事态发展及其可能影响到的区域和范围，充分掌握事件情况。

3）拟订方案：信息及时传递到指挥决策者手中，结合突发公共卫生事件应急预案和专家咨询委员会的评估建议，制订决策方案，尽可能快地做出正确

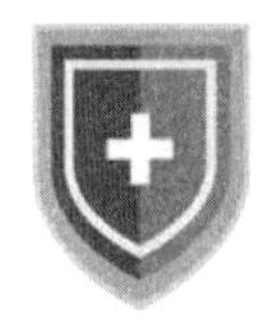

决策。

4）指挥调度：领导决策能迅速下达到应接受指令的特定人群，迅速组织力量，采取正确的应对措施。

5）调整评估：结合实际情况和预防控制效果，及时调整预防控制行动，保证决策效果。同时建立规范的评估机制，制定客观、科学的评价指标，对突发公共卫生事件的处理情况进行综合评估，并及时总结，促进卫生应急管理能力的提高。

（二）组织协调机制

发现、确认和控制突发公共卫生事件是一个需要多部门参与的复杂工程，需要各部门间相互协调，共同完成。建立良好的突发公共卫生事件组织协调机制，有利于全面、高效地控制突发公共卫生事件的发生和发展。良好的组织协调有利于优化资源配置，使政府及时、全面掌握事件信息，最大限度地减少事件控制成本，有利于预警和快速反应，实现不同部门、机构的有序整合，提高应急工作效率和能力。

1. 组织协调机制的构成

（1）纵向组织协调

纵向组织协调即中央和地方的组织协调。突发公共卫生事件应急管理是中央统一指挥、地方分级负责的。按照属地管理原则，上级政府获得的突发公共卫生事件信息主要来自基层突发公共卫生事件管理部门的报告。《突发公共卫生事件应急条例》明确规定，任何单位和个人对突发公共卫生事件，不得隐瞒、缓报、谎报或授意他人隐瞒、缓报、谎报。因此，中央和地方在突发公共卫生事件管理中的组织协调是非常必要的。地方政府必须树立正确的政绩观，把预防、规范、有效处置突发公共卫生事件作为衡量政府工作绩效的重要指标，建立有效的约束、激励机制，倡导地方政府如实传递事件信息，避免突发公共卫生事件纵向信息传递的不对称性。

（2）横向组织协调

横向组织协调即政府部门间的组织协调。突发公共卫生事件应急管理涉及卫生、农业、交通、公安、财政、宣传等不同部门、组织和机构。应对突发公共卫生事件需要政府各部门密切配合，若职能划分不清楚，部门封锁，会严重阻碍突

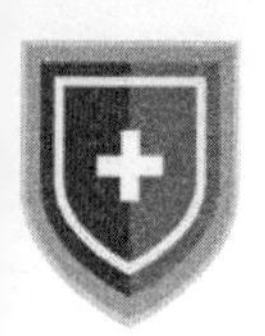

发公共卫生事件信息的横向交流。因此，畅通政府部门间的信息沟通渠道，有利于政府将各种力量、资源整合起来对突发公共卫生事件做出高效快速的反应。卫生应急部门要主动争取农业、公安、财政等其他有关部门的理解和支持，加强部门间突发公共卫生事件应急管理的组织协调工作。

（3）内部组织协调

内部组织协调即国家卫生健康委员会内的组织协调。突发公共卫生事件应急管理以国家卫生健康委员会为主导，负责组织医疗机构、疾病预防控制机构、卫生监督机构开展突发公共卫生事件的调查和处理。

医疗机构开展接诊、收治和转运工作，做好医院内现场控制、消毒、隔离、个人防护、医疗垃圾及污水处理，以及传染病和中毒患者的报告工作；同时协助疾病预防控制机构人员开展标本采集、流行病学调查工作。

疾病预防控制机构负责突发公共卫生事件的信息收集、报告和分析，开展流行病学调查和实验室检测；同时协助卫生行政部门制定技术标准和规范等。

卫生监督部门在卫生行政部门的领导下，开展对医疗机构和疾病预防控制机构等单位对突发公共卫生事件各项应急处理措施落实情况的督导、检查；围绕突发公共卫生事件应急处置，开展食品卫生、环境卫生、职业卫生等的卫生监督和执法检查；协助卫生行政部门依据《突发公共卫生事件应急条例》及有关法律、法规，调查处理突发公共卫生事件应急工作中的违法行为。

国家卫生健康委员会内部各应急机构在卫生行政部门的统一领导和组织协调下，需明确分工、各司其职、通力协作，共同提高应对突发公共卫生事件的能力。

2. 组织协调机制的运行

（1）部门间联防联控

国家卫生健康委员会与农业部建立了防控人感染高致病性禽流感、人畜共患疾病联防联控协调工作机制；与质检总局建立了口岸突发公共卫生事件联防联控协调机制；与气象局建立了应对气象条件引发公共卫生安全问题的合作机制；与铁道部、交通部、质检总局和民航总局建立了联防联控机制，预防、控制传染病境外传入和通过交通工具传播；完善了防范学校突发公共卫生事件联合协调机制，与教育部联合发文，在学校建立专职或兼职教师责任报告制度，及时发现、报告学校传染病等。全国性部门配合、协调应对突发公共卫生事件的机制已初步

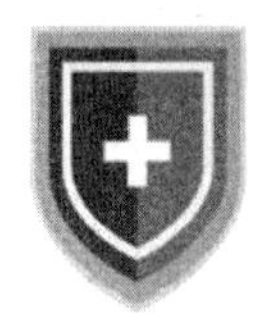

形成。

（2）区域联防联控

针对重大疾病，通过组织协调机制，加强了重点地区的联防工作。

（3）重大疾病联防联控

国家卫生健康委员会与其他部委、地方政府协调，联合举行应急演练。

（4）国际合作

为提高应对突发公共卫生事件的处置能力，我国积极参与突发公共卫生事件应对的双边、多边及国际合作，加强国际信息沟通和技术合作。

（三）监测预警报告机制

加强危机准备和监测预警能力是防患于未然的关键。突发公共卫生事件一旦发生，如果发现和控制不及时，往往会迅速蔓延。建立信息网络与监测预警体系，及早报告疫情信息，科学、准确、快速地做出预警和反应，才能有效地预防和控制事件的发生和发展。

1. 监测机制

（1）突发公共卫生事件监测的概念

监测是流行病学的重要手段和方法，是指长期、连续、系统地收集人群中有关疾病、健康、伤残或者死亡的变化趋势及其影响因素的资料，分析后及时将信息反馈，以便采取干预措施并评价其效果。突发公共卫生事件监测主要针对突然发生、造成或可能造成公众健康严重损害的重大传染病疫情，群体性不明原因疾病，重大食物中毒和职业中毒，以及其他严重影响公众健康的事件。它包含四方面的内容：

第一，通过长期、连续、系统地收集有关突发事件的资料，发现突发事件的发生和发展规律，从而评估突发事件发生、疾病暴发或流行的可能性。

第二，调查和跟踪可疑病例并进行辨认分析，评估疾病对公众健康的影响及其发展趋势，监测治疗效果、传染病病毒的变化等。

第三，对原始资料进行整理分析，将收集来的资料转化为有价值的信息，包括提出并评估预防和控制措施。

第四，及时向有关部门和人员反馈信息，使其在疾病预防控制中发挥作用。

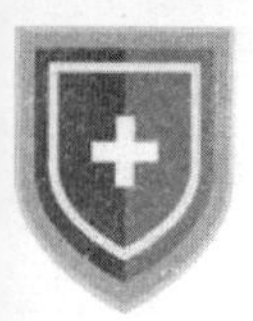

（2）突发公共卫生事件监测的种类、内容、方法，以及机构和个人

国家建立统一的突发公共卫生事件监测、预警与报告网络体系，包括法定传染病、突发公共卫生事件监测报告网络，症状监测网络，实验室监测网络，出入境口岸卫生检疫监测网络，以及全国统一的举报电话等。各级医疗机构、疾病预防控制机构、卫生监督机构、出入境检验检疫机构应负责突发公共卫生事件的日常监测工作。

2. 预警机制

突发公共卫生事件预警是指对可能出现的重大公共突发事件进行分类，针对事件的不同性质、发生范围、损害风险以及严重情况，设立不同的警戒级别，从而使突发事件的应急工作提升到不同的应急状态，有效降低突发事件的危害。预警工作是建立在长期、系统监测的基础上的，需要对监测数据进行综合分析和评估。

（1）预警信息来源

一方面，是国家各相关机构、部门的监测信息，包括各级医疗机构、疾病预防控制机构、卫生监督机构等的监测信息，以及农、林、牧、气象等部门的监测信息；另一方面是媒体报道、公众举报等。

（2）预警信息共享

为建立准确及时的监测预警机制，要求各部门之间加强协作和交流，尽快实现信息的共享。如可以通过建立公共卫生数据库、历史疫情数据库、重要传染病个案数据库、监测信息数据库、自然灾害数据库等多个子数据库进行整合，结合先进的遥感技术和地理信息系统技术，实现疾病预防控制机构、卫生监督机构等的信息共享；也可以通过建立症状监测系统的办法，直接与各级各类医院信息系统（HIS）建立标准化接口，这样不但加强了与医疗机构的信息交流，更重要的是大大提高了监测、预警的及时性和准确性。

（3）预警级别

根据突发事件可能造成的危害程度、紧急程度及发展态势，突发公共卫生事件划分为一般（Ⅳ级）、较大（Ⅲ级）、重大（Ⅱ级）和特别重大（Ⅰ级）四级，依次用蓝色、黄色、橙色、红色进行预警。预警信息包括事件的类别、可能波及的范围、可能的危害程度、可能的延续时间、提醒事宜、应采取的相应措施等。

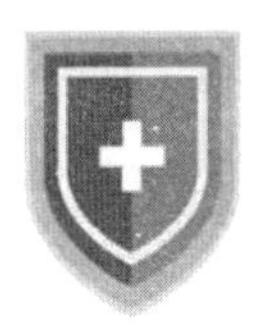

（4）预警信息的发布

医疗卫生机构根据对重大传染病、食物中毒和职业中毒等突发公共卫生事件的信息报告及多种监测资料的分析，对可能发生的事件做出预测判断，提出预警建议。预警信息发布前，由专家咨询委员会对预警建议进行评估和审核。

3. 报告机制

（1）突发公共卫生事件的责任报告单位和责任报告人

县级以上各级人民政府卫生行政部门指定的突发公共卫生事件监测机构、各级各类医疗卫生机构、卫生行政部门，以及县级以上地方人民政府和检验检疫机构、食品药品监督管理机构、环境保护监测机构、教育机构等有关单位为突发公共卫生事件的责任报告单位。执行职务的各级各类医疗卫生机构的医疗卫生人员、个体开业医生为突发公共卫生事件的责任报告人。

（2）突发公共卫生事件的报告时限和程序

突发公共卫生事件监测机构、医疗卫生机构和有关单位如发现突发公共卫生事件，应当在 2 h 内向所在地县级人民政府卫生行政部门报告；接到报告的卫生行政部门应当在 2 h 内向本级人民政府报告，并同时向上级人民政府卫生行政部门和国家卫生健康委员会报告；县级人民政府应当在接到报告后 2 h 内向辖区的市级人民政府或上一级人民政府报告；市级人民政府应当在接到报告后 2 h 内向省、自治区、直辖市人民政府报告；省、自治区、直辖市人民政府在接到报告的 1 h 内，向国务院卫生行政部门报告；国家卫生健康委员会对可能造成重大社会影响的突发公共卫生事件，应当立即向国务院报告。

国家建立突发公共卫生事件的举报制度，任何单位和个人有权通过国家公布的统一的突发公共卫生事件报告、举报电话向各级人民政府及其有关部门报告突发公共卫生事件隐患，有权向上级政府及其有关部门举报地方人民政府及其有关部门不履行突发公共卫生事件应急处理职责或者不按照规定履行职责的情况。

《突发公共卫生事件应急条例》明确规定，任何单位和个人对突发公共卫生事件，不得隐瞒、缓报、谎报，或者授意他人隐瞒、缓报、谎报。

（3）报告内容

突发公共卫生事件报告分为首次报告、进程报告和结案报告。应根据事件的严重程度、事态发展、控制情况，及时报告事件的进程，内容包括事件基本信息和事件分类信息两部分。不同类别的突发公共卫生事件应分别填写基本信息报表

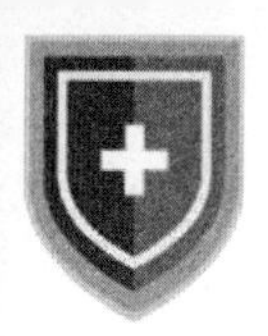

和相应类别的事件分类信息报表。首次报告尚未调查确认的突发公共卫生事件或可能存在隐患的事件相关信息，应说明信息来源、波及范围、事件性质的初步判定及拟采取的措施。经调查确认的突发公共卫生事件报告应包括事件性质、波及范围（分布）、危害程度、势态评估、控制措施等内容。

四、应急响应机制

（一）突发公共卫生事件的分级

根据突发事件的性质、危害程度、涉及范围，突发公共卫生事件划分为一般（Ⅳ级）、较大（Ⅲ级）、重大（Ⅱ级）和特别重大（Ⅰ级）四级。

1. 特别重大突发公共卫生事件（Ⅰ级）

有下列情形之一的视为特别重大突发公共卫生事件：

（1）肺鼠疫、肺炭疽在大、中城市发生并有扩散趋势，或肺鼠疫、肺炭疽疫情波及2个以上的省份，并有进一步扩散趋势。

（2）发生传染性非典型肺炎、人感染高致病性禽流感病例，并有扩散趋势。

（3）涉及多个省份的群体性不明原因疾病，并有扩散趋势。

（4）发生新传染病或我国尚未发现的传染病发生或传入，并有扩散趋势，或发现我国已消灭的传染病重新流行。

（5）发生烈性病菌株、毒株、致病因子等丢失事件。

（6）周边以及与我国通航的国家和地区发生特大传染病疫情，并出现输入性病例，严重危及我国公共卫生安全的事件。

（7）国务院卫生行政部门认定的其他特别重大突发公共卫生事件。

2. 重大突发公共卫生事件（Ⅱ级）

有下列情形之一的视为重大突发公共卫生事件：

（1）在一个县（市）行政区域内，一个平均潜伏期内（6天）发生5例以上肺鼠疫、肺炭疽病例，或者相关联的疫情波及2个以上的县（市）。

（2）发生传染性非典型肺炎、人感染高致病性禽流感疑似病例。

（3）腺鼠疫发生流行，在一个市（地）行政区域内，一个平均潜伏期内多点连续发病20例以上，或流行范围波及2个以上市（地）。

（4）霍乱在一个市（地）行政区域内流行，1周内发病30例以上，或波及2

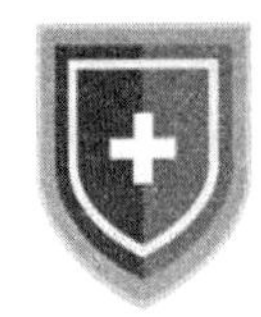

个以上市（地），有扩散趋势。

（5）乙类、丙类传染病波及2个以上县（市），1周内发病水平超过前5年同期平均发病水平2倍以上。

（6）我国尚未发现的传染病发生或传入，尚未造成扩散。

（7）发生群体性不明原因疾病，扩散到县（市）以外的地区。

（8）发生重大医源性感染事件。

（9）预防接种或群体预防性服药出现人员死亡。

（10）一次食物中毒人数超过100人并出现死亡病例，或出现10例以上死亡病例。

（11）一次发生急性职业中毒50人以上，或死亡5人以上。

（12）境内外隐匿运输、邮寄烈性生物病原体、生物毒素造成我国境内人员感染或死亡的。

（13）省级以上人民政府卫生行政部门认定的其他重大突发公共卫生事件。

3. 较大突发公共卫生事件（Ⅲ级）

有下列情形之一的视为较大突发公共卫生事件：

（1）发生肺鼠疫、肺炭疽病例，一个平均潜伏期内病例数未超过5例，流行范围在一个县（市）行政区域以内。

（2）肺鼠疫发生流行，在一个县（市）行政区域内，一个平均潜伏期内连续发病10例以上，或波及2个以上县（市）。

（3）霍乱在一个县（市）行政区域内发生，1周内发病10～29例，或波及2个以上县（市），或市（地）级以上城市的市区首次发生。

（4）一周内在一个县（市）行政区域内，乙、丙类传染病发病水平超过前5年同期平均发病水平1倍以上。

（5）在一个县（市）行政区域内发现群体性不明原因疾病。

（6）一次食物中毒人数超过100人，或出现死亡病例。

（7）预防接种或群体预防性服药出现群体心因性反应或不良反应。

（8）一次发生急性职业中毒49人，或死亡4人以下。

（9）市（地）级以上人民政府卫生行政部门认定的其他较大突发公共卫生事件。

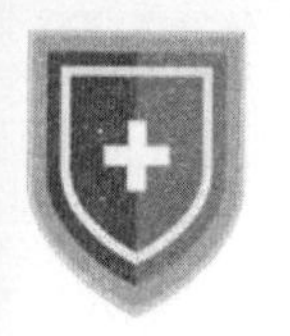

4. **一般突发公共卫生事件（Ⅳ级）**

有下列情形之一的视为一般突发公共卫生事件：

（1）肺鼠疫在一个县（市）行政区域内发生，一个平均潜伏期内病例数未超过10例。

（2）霍乱在一个县（市）行政区域内发生，1周内发病9例以下。

（3）一次食物中毒人数30 ~ 99人，未出现死亡病例。

（4）一次发生急性职业中毒9人以下，未出现死亡病例。

（5）县级以上人民政府卫生行政部门认定的其他一般突发公共卫生事件。

（二）突发公共卫生事件的分级响应机制

1. **建立分级管理、逐级响应的突发公共卫生事件应急响应机制**

由于突发公共卫生事件存在区域性的特点，根据突发公共卫生事件的四级响应机制，由国务院、省级、市级、县级政府及其有关部门按照分级响应的原则，分别作出应急响应。除了跨区域的特别重大突发公共卫生事件以外，一般区域性的突发公共卫生事件由所在地政府负责处置。

发生特别重大突发公共卫生事件，应启动国家响应（Ⅰ级响应）；发生重大突发公共卫生事件，应启动省级响应（Ⅱ级响应）；发生较大突发公共卫生事件，应启动市级响应（Ⅲ级响应）；发生一般突发公共卫生事件，应启动县级响应（Ⅳ级响应）。

（1）特别重大突发公共卫生事件的应急响应

国务院卫生行政部门接到特别重大突发公共卫生事件报告后，应立即组织专家调查确认，并对疫情进行综合评估，必要时，向国务院提出成立全国突发公共卫生事件应急指挥部的建议。同时，负责组织和协调专业技术机构开展现场调查和处理，指导和协调落实医疗救治和预防控制等措施，做好突发公共卫生事件信息的发布和通报等工作。地方各级人民政府卫生行政部门在本级人民政府的统一领导下，按照上级卫生行政部门的统一部署，做好本行政区域内的应急处理工作。

（2）重大突发公共卫生事件的应急响应

省级人民政府卫生行政部门接到重大突发公共卫生事件报告后，应立即组织专家调查确认，并对疫情进行综合评估，必要时，向省级人民政府提出成立应急

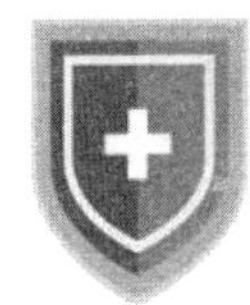

指挥部的建议。同时，迅速组织应急卫生救治队伍和有关人员到达突发公共卫生事件现场，进行采样与检测、流行病学调查与分析，组织开展医疗救治、患者隔离、人员疏散等疫情控制措施，分析突发公共卫生事件的发展趋势，提出应急处理工作建议，按照规定报告有关情况；及时向其他有关部门，毗邻和可能波及的省、自治区、直辖市人民政府卫生行政部门通报有关情况；向社会发布本行政区域内突发公共卫生事件的信息。国务院卫生行政部门应加强对省级人民政府卫生行政部门突发公共卫生事件应急处理工作的督导，并根据需要组织国家应急卫生救治队伍和有关专家迅速赶赴现场，协助疫情控制并开展救治工作，及时向有关省份通报情况。

（3）较大突发公共卫生事件的应急响应

市（地）级人民政府卫生行政部门接到较大突发公共卫生事件报告后，应立即组织专家调查确认，并对疫情进行综合评估。同时，迅速与事件发生地县级卫生行政部门共同组织开展现场流行病学调查、致病致残人员的隔离救治、密切接触者的隔离、环境生物样品采集和消毒处理等紧急控制措施，并按照规定向当地人民政府、省级人民政府卫生行政部门和国务院卫生行政部门报告调查处理情况。省级人民政府卫生行政部门接到较大突发公共卫生事件报告后，要加强对事件发生地区突发公共卫生事件应急处理的督导，及时组织专家对地方卫生行政部门突发公共卫生事件应急处理工作提供技术指导和支持，并适时向本省有关地区发出通报，及时采取预防控制措施，防止事件进一步发展。国务院卫生行政部门根据工作需要及时提供技术支持和指导。

（4）一般突发公共卫生事件的应急响应

一般突发公共卫生事件发生后，县级人民政府卫生行政部门应立即组织专家进行调查确认，并对疫情进行综合评估。同时，迅速组织医疗机构、疾病预防控制机构和卫生监督机构开展突发公共卫生事件的现场处理工作，并按照规定向当地人民政府和上一级人民政府卫生行政部门报告。市（地）级人民政府卫生行政部门应当快速组织专家对突发公共卫生事件应急处理进行技术指导。省级人民政府卫生行政部门应根据工作需要提供技术支持。

2. 突发公共卫生事件应急响应的过程

突发事件的应急响应过程可分为响应级别确定、应急启动、应急救援、应急处置和应急终止 5 个步骤。

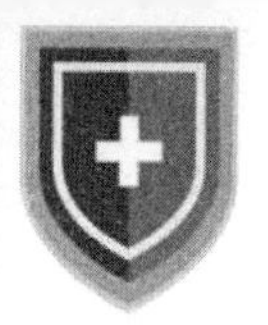

（1）响应级别确定：卫生行政部门接到突发公共卫生事件报告后，应根据事件的详细信息，组织专家组调查确认，并对事件进行综合评估，确定应急响应的级别。

（2）应急启动：国务院以及省、市、县（区）政府根据突发公共卫生事件的级别，按照预案启动相应级别的应急响应后，应急指挥部应迅速通知有关人员到位，调配救援所需的应急物资，派出现场指挥协调人员和专家组。

（3）应急救援：在现场指挥部的统一指挥下，参与现场工作的卫生医疗救治队伍及有关人员，迅速采取应急救治、人员疏散、现场采样、检测等控制措施，防止事态进一步发展，调查、分析事件发展趋势，提出应急处置工作建议，并按规定向有关部门报告相关情况。

（4）应急处置：发生或即将发生特别重大突发公共卫生事件，采取一般处置措施无法控制事态和消除其严重危害时，需提高应急相应级别。各级政府和有关部门应及时增加应急处置力量，加大技术、物资、装备和资金等保障力量，加强指挥、协调，努力控制事态发展。

（5）应急终止：突发公共卫生事件应急处置工作结束或相关危险因素消除后，由事发地人民政府卫生行政部门组织有关专家进行分析论证，提出终止应急响应的建议，经本级人民政府批准后实施。

（三）各级各类机构在应急响应中的职责

1. 各级人民政府的职责

组织协调有关部门参与突发公共卫生事件的处理；根据突发公共卫生事件处理的需要，调集本行政区域内各类人员、物资、交通工具和相关设施、设备参加应急处理工作；划定控制区域范围；采取限制或者停止集市贸易等紧急控制措施；管理流动人口；实施交通卫生检疫；开展群防、群治；严厉打击违法犯罪和扰乱社会治安的行为，维护社会稳定。

2. 卫生行政部门的职责

组织医疗机构、疾病预防控制机构和卫生监督机构开展突发公共卫生事件的调查与处理；组织突发公共卫生事件专家咨询委员会对突发公共卫生事件进行评估，提出启动应急响应的级别；督导、检查应急控制措施；发布信息与通报；制定技术标准和规范；普及卫生知识、健康教育；评估事件及事件处置。

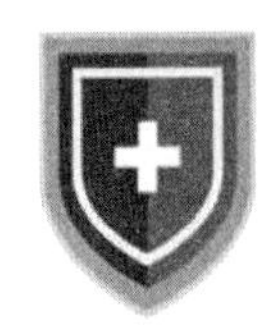

3. 医疗机构的职责

开展接诊、救治和转运工作，协助疾控机构人员开展标本的采集、流行病学调查；做好医院内现场控制、消毒、隔离、个人防护、医疗垃圾和污水处理工作；做好传染病和中毒患者的报告工作；做好群体性不明原因疾病、新发传染病的病例分析与总结；开展科研与国际交流活动。

4. 疾病预防控制机构的职责

突发公共卫生事件信息报告、流行病学调查、实验室检测、制定技术标准和规范、开展技术培训、开展科研与国际交流。

5. 卫生监督机构的职责

在卫生行政部门的领导下，开展对医疗机构、疾病预防控制机构各项应急处理措施落实情况的督导、检查；开展食品卫生、环境卫生、职业卫生等的卫生监督和执法稽查；调查处理突发公共卫生事件应急工作中的违法行为。

6. 出入境检验检疫机构的职责

在突发公共卫生事件发生时，调动出入境检验检疫机构的技术力量，配合当地卫生行政部门做好口岸的应急处理工作，及时上报口岸突发公共卫生事件信息。

7. 非事件发生地区的应急响应措施

密切保持与事件发生地区的联系，及时获取相关信息；做好本行政区域应急处理所需的人员与物资准备；加强相关疾病监测（信息收集、分析、报告）工作；开展重点人群、重点场所、重点环节的监测和预防控制工作；开展防治知识宣传和健康教育；根据上级人民政府及有关部门的决定，开展交通卫生检疫等。

五、信息发布与通报机制

及时定期向社会发布和通报突发公共卫生事件信息，适时发布重大传染病疫情、食品安全等公共卫生预警信息，准确、权威地宣传有关预防和控制传染病和其他突发公共卫生事件的科普知识。这样有利于正确引导舆论，满足公民的知情需求，增强人民群众的防病意识；有利于传染病疫情的控制和突发公共卫生事件的妥善处置。按照《传染病防治法》和《突发公共卫生事件应急条例》的要求，建立规范、统运行有效的突发公共卫生事件信息发布与通报机制，在突发公共卫生事件发生的第一时间迅速作出反应，积极、正确地引导舆论，维护良好的社会

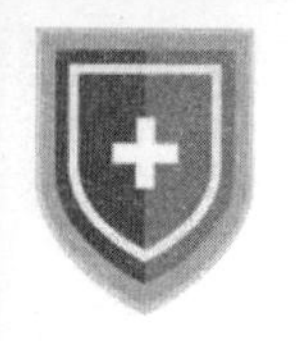

公共安全环境。

（一）信息发布机制

国家建立传染病疫情信息公布制度。国务院卫生行政部门定期公布全国传染病疫情信息，省、自治区、直辖市人民政府卫生行政部门定期公布本行政区域的传染病疫情信息。传染病暴发、流行时，国务院卫生行政部门负责向社会公布传染病疫情信息，并可以授权省、自治区、直辖市人民政府卫生行政部门向社会公布本行政区域的传染病疫情信息。

国家建立突发事件的信息发布制度。国务院卫生行政主管部门负责向社会发布突发事件的信息，必要时，可以授权省、自治区、直辖市人民政府卫生行政主管部门向社会发布本行政区域内突发公共卫生事件的信息。各省、自治区、直辖市卫生行政部门在本行政区域内发生传染病暴发、流行发生其他突发公共卫生事件时，及时准确地发布辖区内的法定传染病疫情和突发公共卫生事件信息。其他部门和机构未经授权，不得发布突发公共卫生事件的信息。

1. 发布部门

发布部门包括国务院卫生行政部门或授权的省、自治区、直辖市人民政府卫生行政部门。

2. 发布内容

发布内容包括突发公共卫生事件的性质、原因，突发公共卫生事件的发生地及范围，突发公共卫生事件的发病、伤亡及涉及的人员范围，突发公共卫生事件的处理措施和控制情况，突发公共卫生事件发生地强制措施的解除情况。除应及时发布每次突发公共卫生事件的信息外，国家卫生健康委员会应以月报、年报方式在《卫生部公报》和国家卫生健康委员会网站上公布全国突发公共卫生事件的总体信息，包括急性重大传染病急性食物中毒、急性职业中毒、群体性不明原因疾病以及其他严重影响公众健康的突发公共卫生事件的总体情况、分布情况，以及发生各级各类突发公共卫生事件的起数、涉及的发病和伤亡人数、应急处置情况等。各省、自治区、直辖市卫生行政部门也应定期发布本辖区内的突发公共卫生事件总体信息。

3. 发布原则

突发公共卫生事件发生后，国家卫生行政部门和各省、自治区、直辖市卫生

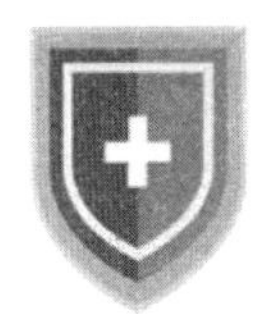

行政部门应按照不同级别突发公共卫生事件信息发布的具体要求，遵循“及时主动、准确把握、实事求是、注重效果”的原则，开展信息发布工作。

（1）及时主动：争取在第一时间发布突发卫生事件信息，正确、有效地引导舆论，避免或减少不必要的猜测和歪曲性报道。

（2）准确把握：用通俗、易懂、简洁的语言发布事件有关的核心信息，包括事件真相、公众应采取的态度及措施等。

（3）实事求是：及时收集、分析舆论情况，本着实事求是的原则，避免多头发布、信息相左的情况。一旦出现，应迅速采取措施纠正。

（4）注重效果：根据突发公共卫生事件发生、发展的不同阶段及针对不同的人群，采取不同的信息传播策略。在公布突发公共卫生事件信息的同时，发布所采取的预防控制措施及相关的科普知识。

4. 发布方式

发生特别重大（Ⅰ级）突发公共卫生事件后，国务院应急指挥机构通过召开新闻发布会、散发新闻稿、接受记者采访等多种形式进行突发公共卫生事件信息和新闻的发布，并对中央新闻单位发布的重要新闻稿件进行审核。

辖区内发生重大（Ⅱ级）突发公共卫生事件后，各省、自治区、直辖市卫生行政部门在地方政府应急指挥部的统一指挥下，向社会发布本辖区内突发公共卫生事件信息，并配合宣传主管部门做好舆论宣传和引导工作。

辖区内发生较大（Ⅲ级）和一般（Ⅳ级）突发公共卫生事件后，各省、自治区、直辖市卫生行政部门及时发布有关信息，为群众释疑解惑，做好疾病预防和控制的科普教育工作。

发生突发公共卫生事件并启动应急响应后，卫生行政部门在应急指挥机构内成立信息传播工作小组，具体负责与突发公共卫生事件相关的信息传播工作；跟踪事件的进程，评估事态发展，及时发布相关信息，受理媒体采访，促进事件快速、有效的处理；向公众提供针对事件的科学行为建议，防止或平息社会恐慌；做好事件信息在本机构内部的沟通，与事件相关的部委、事发地国家卫生健康委员会、内部相关单位协调，共同做好信息传播工作；必要时，向港、澳、台地区或国际组织提供相应信息。

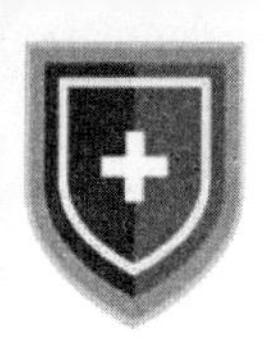

（二）信息通报机制

1. 通报要求

国务院卫生行政部门及时向国务院有关部门和各省、自治区、直辖市人民政府卫生行政部门以及军队有关部门通报突发公共卫生事件的情况；突发公共卫生事件发生地的省、自治区、直辖市人民政府卫生行政部门，及时向毗邻省、自治区、直辖市人民政府卫生行政部门通报；接到通报的省、自治区、直辖市人民政府卫生行政部门，必要时应当及时通知本行政区域内的医疗卫生机构；县级以上地方人民政府有关部门，及时向同级人民政府卫生行政部门通报；对涉及跨境的疫情线索向有关国家、地区通报。

2. 通报类别

对于甲类传染病以及采取甲类传染病预防控制措施的乙类传染病及不明原因群体性疾病等突发公共卫生事件个案信息，国家卫生健康委员会应至少在发布前 2 h 向国务院其他有关部门和各省、自治区、直辖市卫生行政部门通报。各地卫生行政部门在发布本辖区上述信息前，应事先（至少 8 h）报告卫生部门并告知具体发布时间，由国家卫生健康委员会提前向各省、自治区、直辖市卫生行政部门通报。卫生部门应通过有效途径告知港、澳、台地区及有关国际组织。对于其他法定传染病暴发、流行的突发公共卫生事件个案，国家卫生健康委员会相关司、局、办和事件发生地卫生行政部门在对外发布信息前，应通过便捷有效的方式及时互通情况，并将有关情况通报给事件发生地相邻的省份，以利共同做好疾病预防控制工作。

六、应急保障机制

突发公共卫生事件应急保障机制是建立和完善突发公共卫生事件应急管理机制的基础，也是顺利开展突发公共卫生事件应急处置的重要保证。应急保障机制建设应坚持硬件建设与软件建设并重的原则，卫生应急机构的房屋、工作条件和仪器等硬件设备的建设是必要的，卫生应急技术、队伍及人员等软件建设也很重要，两者必须同步，尤其应该持续加强卫生应急队伍、专业人员的组建、能力培训和动态管理等。

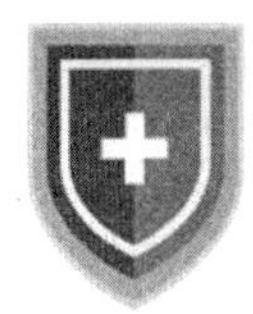

（一）法律保障

法律、法规和规章、预案等是突发公共卫生事件应急管理的重要法律依据。通过立法的形式建立突发公共卫生事件应急管理机制，为突发公共卫生事件应急处置提供了强有力的法律保障。

（二）技术保障

我国不断建设完善公共卫生体系，通过应急演练、培训，不断提高广大医疗卫生专业人员和突发公共卫生事件应急处置专家的应急能力，各种应急技术方案和适宜应急工作的新技术、新方法，为突发公共卫生事件应急管理提供了技术保障。近年来，通过逐步健全应急预案体系、建立专家咨询委员会和专家库、加强卫生应急队伍建设、全面开展培训和演练、研发信息系统功能、提升检测技术等措施，为突发公共卫生事件应急管理工作提供了技术保障，提高了我国应对突发公共卫生事件的整体水平。

1. 应急预案体系

国家建立健全突发事件应急预案体系。国务院制定国家突发事件总体应急预案，组织制定国家突发事件专项应急预案；国务院有关部门根据各自的职责和国务院相关应急预案，制定国家突发事件部门应急预案；地方各级人民政府和县级以上地方各级人民政府有关部门根据有关法律、法规规章，上级人民政府及有关部门的应急预案以及本地区的实际情况，制定相应的突发事件应急预案。

（1）总体应急预案：总体应急预案是各类应急预案体系的总纲，明确各类突发公共事件分级分类和预案框架体系，规定政府应对突发公共事件的组织体系、工作机制等内容，是指导预防和处置各类突发公共事件的规范性文件。《国家突发公共卫生事件应急预案》是我国突发公共卫生事件的总体应急预案。同时，地方政府和军队也根据各自的实际情况，制定了处置突发事件的总体应急预案，既与国家应急预案相互衔接，又自成一体，是国家应急总体预案的重要组成部分。

（2）专项应急预案：专项应急预案主要是政府及有关部门为应对某一类型或某几种类型突发公共卫生事件而制定的应急预案。目前，我国在国家层面的公共卫生类突发公共事件专项应急预案共有四个：《国家突发公共卫生事件应急预案》《国家突发公共事件医疗卫生救援应急预案》《国家突发重大动物疫情应急预案》

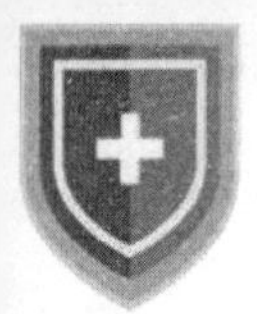

《国家重大食品安全事故应急预案》。

（3）部门应急预案：部门应急预案是国务院卫生行政部门或地方政府卫生行政部门根据总体应急预案、专项应急预案和部门职责为应对突发公共卫生事件制定的预案。

我国将突发公共事件分为自然灾害、事故灾难、公共卫生事件、社会安全事件四类。自然灾害、事故灾难、社会安全事件往往都伴有突发伤害和疫病，即同时有突发公共卫生事件。2003 年 SARS 疫情发生后，我国抓紧制定了突发公共卫生事件应急预案，对突发公共卫生事件的预测预警、信息报告、应急响应、应急处置、恢复重建及调查评估等都做了明确规定，形成了包含事前、事发、事中、事后等各环节的一整套工作运行机制。全国已初步建立了突发公共事件应急预案四类、五层次、四级框架体系。

2. 专家咨询委员会和专家库的建立

卫生部于 2006 年正式成立了国家突发公共卫生事件专家咨询委员会。各省、自治区、直辖市结合当地实际，也组建了相应的卫生应急专家咨询委员会，并逐步完善专家信息共享机制，形成了分级、分类、覆盖全面的应急专家资源信息网络。

3. 国家和省突发公共卫生事件应急专家库的建立

原卫生部建立了国家级突发公共卫生事件网络专家库，即由国家级、省级、地（市）级专家组成的国家突发公共卫生事件应急专家库系统。国家级专家库整合了全国医疗卫生机构、科研机构、高等院校，以及国家相关部委等部门应急领域的专家。许多省、自治区、直辖市也建立了突发公共卫生事件应急专家库。专家库系统的建成对我国有效处置各类突发公共卫生事件起到了有力的支持和保障作用。

4. 应急队伍建设

“预防为主，常备不懈”是突发公共卫生事件应急处置工作的方针，建立和完善突发公共卫生事件应急队伍是对这一方针的最基本要求。应急队伍的建设应该依托现有的专业防治机构，根据专业特长合理分工，并开展培训和演练。应急队伍包括事件管理队伍、疾病预防控制队伍、应急医疗救治队伍、后勤保障队伍。

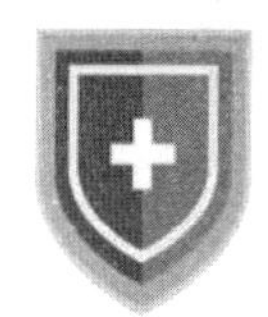

5. 信息系统建设

我国不断完善传染病和突发公共卫生事件直报网络系统及突发公共卫生事件报告管理信息系统。国家和各省正在建设突发公共卫生事件应急指挥决策系统的信息技术平台，承担突发公共卫生事件及相关信息的收集、报告、分析、发布和传递等工作。在充分利用现有资源的基础上，将建设医疗救治信息网络和卫生监督信息网络系统，实现卫生行政部门、医疗救治机构与疾病预防控制机构、卫生监督机构之间的信息共享。

6. 应急检测技术

根据当前突发事件监测、防控工作的需要和生物安全的严峻形势，依托科研院所、高等院校和军队机构，充分利用现有资源，加大投入，通过新建和改扩建相关实验室，增加实验室装备，建立健全国家、省（含计划单列市、新疆生产建设兵团）、市和县四级实验室网络体系。同时，制定突发公共卫生事件应急处置实验室检测的标准及质量控制体系。县级公共卫生实验室要求能承担常见病原的筛选、样品保存及运输工作；市级公共卫生实验室要求能承担病原检测和鉴定工作；省级公共卫生实验室要求能承担大部分病原的确认工作；国家级公共卫生实验室应能完成未知病原、疑难样本的鉴别工作，并起到病原检测的参比实验室作用。各级公共卫生实验室须重视现场快速检测、监测技术和方法的储备建立突发公共卫生事件四级应急实验室网络，达到信息互联、资源共享、相互支持、相互协作，提高对重大传染病、新发传染病、群体性不明原因疾病、中毒的监测、检测及科研能力。

（三）物资保障

各级人民政府应根据有关法律、法规和应急预案的规定，建立处理突发公共卫生事件的物资和生产能力储备，建立健全卫生应急物资监测网络、预警体系和应急物资生产储备、调拨及紧急配送体系，保障应急处置和恢复重建工作的需要。物质储备的原则是“统一规划、分级储备、确保急需、突出重点、品种齐全、动态储备”。应确保应急所需物资和生活用品的及时供应，加强对物资储备的监督管理，及时予以补充和更新。

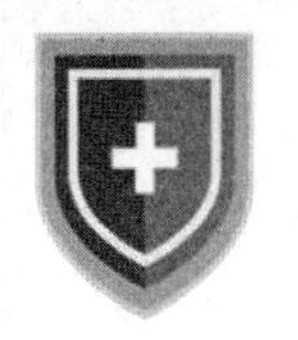

（四）经费保障

政府应加大对突发公共卫生事件应急工作和基础设施建设的投入，按规定落实对突发公共卫生事件应急处理专业技术机构的财政补助政策和突发公共卫生事件应急处理经费，提高突发公共卫生事件应急处置能力。根据《国家总体应急预案》的规定，各级财政部门要按照现行事权、财权划分的原则，分级负担公共卫生工作及预防与处置突发公共卫生事件的经费，健全卫生应急资金拨付制度；支持地方卫生应急管理工作，建立完善的财政专项转移支付制度；建立健全国家、地方、企业、社会相结合的卫生应急保障资金投入机制，达到卫生应急队伍、装备、交通、通信、物资储备等方面建设与更新维护资金的要求。研究建立应对突发公共卫生事件社会资源依法征用与补偿办法。为了迅速控制突发公共卫生事件，国家必须进行紧急财政拨款，特殊情况下，应向患者提供免费医疗救助，研究对传染病患者的免费医疗救助问题。

（五）通信与交通保障

各级各类卫生应急队伍要根据实际工作需要配备通信设备和交通工具。建立健全应急通信、应急广播电视保障工作体系，完善公用通信网，建立有线和无线相结合、基础电信网络与机动通信系统相配套的应急通信系统；建立和完善重大传染病疫情、群体不明原因疾病、中毒等现场卫生应急专用通信系统，实现信息无障碍传输。要保证紧急情况下卫生应急交通工具的优先安排、优先调度、优先放行，确保运输安全畅通；要依法建立紧急情况下社会交通运输工具的征用程序，确保救灾防病物资和人员能够及时、安全地送达；根据应急处置需要，对现场及相关通道实行交通管制，开设卫生应急救援“绿色通道”，保证卫生应急救援工作的顺利开展。

七、交流与合作机制

在风险日益全球化的时代，防御突发公共卫生事件需要更为广泛、更多层次的国际交流合作。国际合作对各国特别是发展中国家提高处理突发公共卫生事件的能力极为重要，因此，要通过借鉴有关国家和地区在有效应对突发公共卫生事件方面的有益经验，充分利用国际资金和技术，全面提升我国的突发公共卫生事

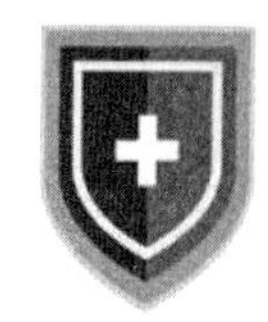

件处置能力。

八、社会动员机制

（一）社会动员机制的概念

突发公共卫生事件的社会动员机制是指在各级政府的统一领导和组织下，开展突发公共卫生事件相关健康和法制知识的宣传教育，动员社会各界广泛参与突发公共卫生事件的预防、控制和健康促进工作，依靠全社会的力量，促进人群改变行为，从而提高突发公共卫生事件应急管理能力，并最大限度地降低人群的生命财产损失。

突发公共卫生事件社会动员机制的建设能从根本上提高全社会应对突发公共卫生事件的整体科学素质和心理素质，增强对突发公共卫生事件的应急意识，提高公众对突发公共卫生事件的预防和应急能力。

（二）社会动员机制的构成

社会动员机制主要包括突发公共卫生事件信息传播、社会学手段、人员培训和管理技术。

1. 突发公共卫生事件信息传播

将现代传播媒介与传统交流方式（如人际传播）相结合，倡导政府针对突发公共卫生事件做出决策，促进社区人群积极参与相关知识的健康宣教工作，增强全社会应对突发公共卫生事件的正确意识，同时提高突发公共卫生事件的应对能力。

2. 社会学手段

通过对突发公共卫生事件受众进行分析，向特定受众提供特别设计的针对突发公共卫生事件的宣传产品或服务，检查和验证各种突发公共卫生事件应急社会动员效果，建立激励机制，调动和激发社会公众参与的积极性。

3. 人员培训

培训强化各类人员在突发公共卫生事件应急社会活动中的知识能力，确保应急工作的顺利进行。

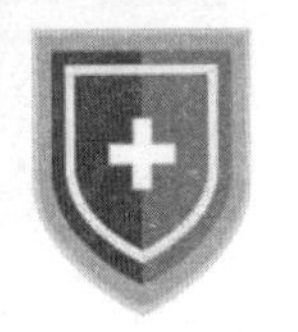

4. 管理技术

建立健全突发公共卫生事件应急社会动员组织管理系统，收集、分析与突发公共卫生事件相关的背景资料，确定社会动员的目标，制订计划和实施策略，评价突发公共卫生事件应急社会动员计划、方案的实施效果等。

（三）社会动员机制的运行

突发公共卫生事件应急社会动员过程是一个在政府的统一领导下，社会各阶层、各部门之间建立突发公共卫生事件信息交流对话机制和伙伴式合作共事关系的过程。正确引导、准确有序地开展突发公共卫生事件的社会动员工作，应从多方面着手。

1. 各级政府和领导

各级政府和领导的动员是创造支持性环境的原动力。基于我国的国情和突发公共卫生事件应急实践，开展突发公共卫生事件应急工作的各种努力若没有强有力的领导是难以实现的。积极主动地争取各级政府和领导从政策上支持和重视突发公共卫生事件应急工作，同时制定政策、健全法制、加强领导、增加投入，以保证突发公共卫生事件应急工作与社会经济协调发展。

2. 社区和居民

发挥社区和居民在突发公共卫生事件中的重要作用，应大力宣传，提供有关知识和技术，促使社区的每个社会成员了解他们对自身和社区健康的责任，树立健康的生活方式和行为，积极地参加社区的各种突发公共卫生事件应急或演练活动，把政府的决策和群众力量密切结合起来，达到增强社区居民突发公共卫生事件应急意识和能力的目的。

3. 非政府组织

非政府组织在社会发展中的地位日益重要，宗教团体和其他社会团体、基层组织的作用也愈显突出。在突发公共卫生事件应急社会动员中，要充分发挥共青团、妇联、红十字会、工会组织等的作用。在少数民族地区，尤其要提高关键人物对突发公共卫生事件应急工作的认识，通过他们用适当的方式向广大群众进行宣传动员。

4. 专业人员

专业人员的动员是突发公共卫生事件应急社会动员服务的提供者，是获得技

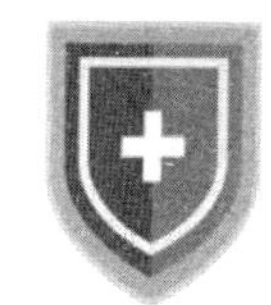

术支持的保障。尤其是与突发公共卫生事件应急工作相关的市县级基层业务人员，他们具备相应的专业知识和技能，具有良好的群众基础，其工作态度和行为直接影响居民的保健意识和行为，做好他们的社会动员工作是十分必要的。因此，要加强对专业人员的培训，提高其业务水平，明确落实其在突发公共卫生事件应急社会动员中的职责和权力。

九、恢复重建机制

突发公共卫生事件在得到有效控制后，应急管理工作就进入以恢复重建为主的阶段。因此，建立健全突发公共卫生事件的恢复重建机制，不仅要尽快恢复灾害损毁设施，实现社会生产与生活的复原，还要贯彻可持续发展的理念，将恢复重建作为增强社会防止灾害、减少灾害能力的契机，整体提升全社会抵御风险的水平。

（一）恢复重建的内涵

恢复重建是消除突发事件短期、中期、长期影响的过程。其主要包括两类活动：一是恢复，使社会生产、生产活动恢复正常状态；二是重建，对因为灾害或灾难影响而不能恢复的设施等进行重新建设。恢复重建是一项十分艰巨的工作。面对自然条件复杂、基础设施损毁严重的困难局面，灾后恢复重建任务异常繁重，工作充满挑战。灾后恢复重建关系到灾区社会公众的切身利益和长远发展，必须充分依靠灾区社会公众，举一方之力，有效利用各种资源。通过精心规划、精心组织、精心实施，重建物质家园和精神家园，使灾区社会公众在恢复重建中赢得新的发展机遇。从总体上来看，突发事件的影响主要可分为以下四类：社会影响、经济影响、环境影响和心理影响。

1. 社会影响

突发公共卫生事件的发生会导致成百上千乃至数万人在灾害中遇难，许多家庭失去世代生活的家园，多年辛勤劳动积累的财富毁于一旦。为了消除突发事件的社会影响，恢复重建需要恢复社会生活秩序，为社会公众提供基本保障，使整个社会呈现常态运转状态。在此过程中，恢复重建需要注意三个方面：一是严防次生、衍生灾害的发生，确保灾区公众的安全；二是保障灾后重要物资的供应；三是特别关注老年人、儿童、残疾人等特殊群体，满足其特殊的需要。

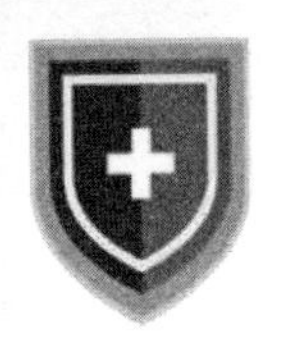

2. 经济影响

突发公共卫生事件对经济的直接影响非常大，间接影响难以估计。

3. 环境影响

突发公共卫生事件的环境影响可以分为两类：人工环境影响和自然环境影响。

4. 心理影响

突发公共卫生事件往往会给一定数量的社会公众造成负面的心理影响，甚至造成严重的心理创伤。因此，有关部门在恢复重建的过程中，要为这部分社会公众提供心理咨询服务，开展心理危机干预，进行心理辅导；要加强心理疏导，体现人文关怀，重塑社会公众积极、乐观、向上的精神面貌。

（二）恢复重建的过程

做好突发公共卫生事件的恢复重建工作，不但可以消除突发公共卫生事件产生的根源，还可以增强公众对政府的信心，树立良好的形象。它主要包括以下过程：

1. 成立恢复重建机构

突发公共卫生事件得到控制，就应该着手恢复重建工作，要建立恢复重建工作机构来指导恢复工作。恢复重建机构与突发公共卫生事件应急管理机构是不可替代的。首先，两者的目的不同。恢复重建机构的目的是要使组织从突发公共卫生事件的不良影响中恢复过来，使组织得以生存，并且保持可持续发展。其次，它们的组成成员不同。突发公共卫生事件应急管理机构通常是由专业应对人员组成，很少使用非专业人员；而恢复重建机构的成员可以包括部分应急机构成员，但更多的是组织内部的负责人和技术人员。最后，突发公共卫生事件应急管理机构不但要进行应急决策，还要执行决策任务，而恢复重建机构主要策划恢复工作流程。

2. 确定恢复目标

恢复重建机构成立后，首先要调查危害程度和收集相关信息，以确定恢复目标。在收集信息的过程中，恢复重建机构不但要听取突发公共卫生事件应急管理机构提供的详细信息，还要通过对受害者的调查，掌握第一手资料，组织专人进行灾害现场调查，评估破坏程度，综合几方面的结果，对损失进行整理和归纳，

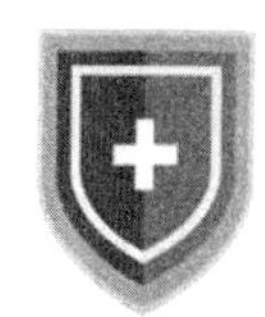

对危害、损失做到全面了解。在了解损失状况之后，恢复重建机构要确立恢复目标。总的来说，恢复工作一般有两个目标：一是消除突发公共卫生事件造成的损失，以维持组织的生存和持续发展；二是抓住危机中的机会进行重组，使组织获得新的发展。所以，组织需要对其机构进行重组，以维持组织的完整性；恢复受损功能，使组织能够正常运作；重新塑造组织形象，恢复公信力。

3. 制订恢复计划

确定恢复目标后，要讨论确定需要恢复的对象。参加讨论的人员除了恢复重建机构的成员外，还应该包括组织各个部门的代表、部分突发公共卫生事件应对人员、一些评估专家、利益相关者的代表等。这样的人员应代表绝大多数受影响者。只有参加人员具有广泛的代表性，才能全面总结出需要恢复的对象。恢复对象越重要，对其投入的人力、物力、财力、时间就应当越多。只有这样，才能对恢复目标做出权威性决策。

4. 寻求援助，组织重建

制订恢复计划后，恢复重建工作机构应该迅速调集各种社会资源，根据有关专家的指导，准备恢复和重建工作，引导被破坏的各种秩序走向正轨，稳定社会生活。其中可能需要请求政府、社会甚至国际组织给予人力、物力、财力上的帮助，如建立国家援助机制、呼吁社会援助、寻求国际援助。

（三）恢复重建的原则

恢复重建应遵循以下八项原则：

1. 以人为本，民生优先

要把保障民生作为恢复重建的基本出发点，切实保护灾区群众的合法权益。

2. 尊重自然，科学布局

要根据资源环境承载能力，考虑灾害和潜在灾害的威胁，科学地确定不同区域的主体功能，优化城乡布局、人口分布，促进人与自然和谐。

3. 统筹兼顾，协调发展

要着眼长远，适应未来发展需要适度超前考虑，注重科技创新，推动结构调整和发展方式转变，努力提高灾区自我发展能力。

4. 创新机制，协作共建

充分发挥灾区社会公众的积极性、主动性和创造性，自力更生、艰苦奋斗。

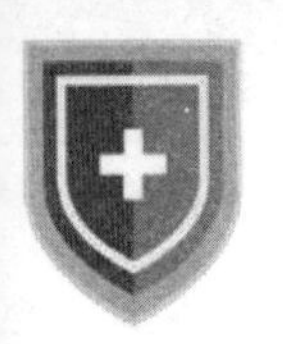

建立政府、企业、社会组织和个人共同参与，责任明确，公开透明，监督有力，多渠道的重建机制。

5. 安全第一，保证质量

重建项目要避开重大灾害隐患点。严格执行国家建设标准及技术规范。

6. 厉行节约，保护耕地

要坚持按标准进行恢复重建，不铺张浪费。要体现资源节约、环境友好的要求。

7. 传承文化，保护生态

要保护和传承优秀的民族传统文化，避开自然保护区、历史文化古迹、水源保护地等。

8. 因地制宜，分步实施

要从当地实际情况出发进行恢复重建，充分考虑经济、社会、文化、自然和民族等各方面因素，合理确定重建方式、优先领域和建设时序。要统筹安排，保证重点，兼顾一般，有计划、分步骤地推进恢复重建。

恢复重建事关社会公众的利益，要提高公众的决策参与度，在恢复重建的过程中吸纳所有利益相关者参与决策，集思广益，正确地识别亟待解决的问题，以便更好地解决问题。

十、督导评估机制

督导是促使各项工作落到实处的重要手段，在对工作计划和实施情况进行评估的基础上进行。突发公共卫生事件督导评估能及时了解突发公共卫生事件的发展情况和控制措施的落实情况，进一步完善计划、预案，制定有效的预防控制措施，控制突发公共卫生事件造成的危害。

（一）督导评估组织架构

卫生行政部门组织专家对突发公共卫生事件处理情况进行综合评估，包括事件概况、现场调查处理、患者救治、所采取措施的效果评价等。

要成立专门的专家组对突发公共卫生事件进行评估。评估由多部门参与、卫生行政部门组织协调，众多专家参加分析、讨论，必要时可请求上级部门甚至国家专家指导。

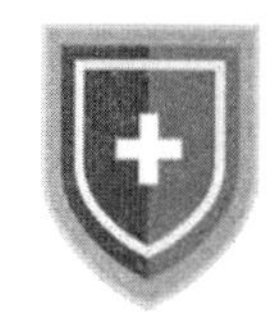

突发公共卫生事件结束后，各级卫生行政部门应在本级人民政府的领导下，组织有关人员对突发公共卫生事件的处理情况进行评估。评估报告应上报本级人民政府和上一级人民政府卫生行政部门。

（二）督导和评估内容

1. 突发公共卫生事件的事前评估

突发公共卫生事件的事前评估主要是为了发现突发公共卫生事件应急管理体系存在的问题，以便进一步提出完善的建议和意见，供政府或有关部门决策参考，并能根据实际情况，采取明智的行政措施，更好地使应急管理体系应对突发公共卫生事件的发生，做到常备不懈。

2. 突发公共卫生事件的事中评估

《突发公共卫生事件应急条例》第二十六条明确规定：突发公共卫生事件发生后，卫生行政主管部门应当组织专家对突发公共卫生事件进行综合评估，初步判断突发公共卫生事件的类型，提出是否启动突发事件应急预案的建议。这是突发公共卫生事件进行事中评估的法律依据，反映了突发公共卫生事件的事中评估，是在对突发公共卫生事件进行深入分析和综合判断的基础上，提出指导突发公共卫生事件应急处理的有关对策、措施和建议，是各级政府和卫生行政主管部门科学决策的重要依据，对突发公共卫生事件的分级、预警、适时启动应急预案、防止反应过度等具有重要作用。突发公共卫生事件的事中评估的主要内容包括以下 5 个方面：

（1）突发公共卫生事件的类型和性质。首先，明确是发生了一起事件还是同时发生了几起事件。其次，确定事件是同一类型还是有几种类型。再次，就是弄清事件的性质，是重大传染病暴发、流行还是原因不明的其他疾病，或是中毒事件；传染病是细菌、病毒、衣原体、支原体、寄生虫还是其他原因引起的；中毒事件是食物中毒、化学品中毒、水污染中毒还是职业中毒等。

（2）突发公共卫生事件的影响面及严重程度。突发公共卫生事件的影响面及严重程度包括当前影响、后续影响和潜在危害。分析事件的影响和危害一定要综合考虑生理的、心理的和社会的因素，即事件对人体生理健康的危害、对公众心理和精神造成的危害，以及对社会层面的影响。例如，对正常工作、生活、学习秩序的影响，可能造成直接经济损失和间接经济损失，使社会不稳定等；同时，

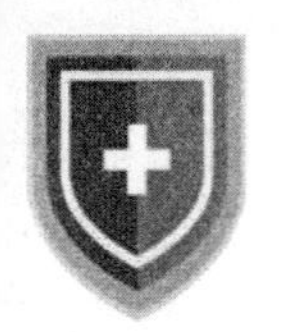

要分析是仅对事发地产生危害还是会波及其他地区。

（3）目前已采取的应急措施和控制效果。评估措施是否全面，是否按照规范要求采取，是否已落实到位；所采取措施的效果评价如何，如降低了罹患率、病死率，阻断了传播，防止了扩大蔓延，或者没有什么效果；存在什么困难，如经费、药品、试剂、器械等方面的困难；是否需要上级部门给予技术支持等。

（4）突发公共卫生事件的发展趋势。对突发公共卫生事件的预测和趋势分析主要考虑下列五个方面的内容：一是要考虑当地突发公共卫生事件包括重大传染病的监测资料，用本地数据推测事件的发展；二是要考虑当地的突发公共卫生事件包括重大传染病的报告质量，报告差的地方隐患大；三是要考虑当地的卫生资源配置，条件差的地方控制事件可能存在困难；四是要考虑当地有关机构的工作能力和经验，技术水平不高、缺乏经验可能给事件的发展带来影响；五是要考虑事件的性质，一种新发传染病发生后控制难度极大。

（5）是否需要启动应急预案的建议。是否需要启动应急预案的建议非常重要。因为一旦启动政府应急预案，政府应急处理指挥部随即成立，政府主要领导人担任总指挥。而且，政府应急预案启动后，各部门机构的应急预案也自然启动，各项应急措施将按部门机构职责分别实施，这就要求必须考虑反应适度的问题。如果建议不启动预案，也要建议有关部门处理，如建议当地继续调查核实、建议派出专家协助调查处理、建议采取或完善某些对策措施等。

3. 突发公共卫生事件的事后评估

突发公共卫生事件的事后评估就是通过科学而客观地评价与衡量应急工作计划的实现程度、应急工作取得的成绩存在的问题、应急处理工作的经验教训，以及对社会的影响等，进一步完善突发公共卫生事件的应急管理工作，提供指导今后应急管理工作的依据，防止和控制突发公共卫生事件的发生。

（1）取得的成绩和存在的问题。对突发公共卫生事件应急管理工作过程和工作结果的评估，应围绕应急处理工作的各个环节，将建立突发公共卫生事件应急流行病学调查、传染源隔离、医疗救护、现场处置、监督检查、监测检验、卫生防护等有关物资、设备、设施、技术与人才资源储备，所需经费，以及组织开展防治突发公共卫生事件相关科学研究等内容，作为评估总结的主要方面。根据应急管理工作中取得的成绩和存在的问题，从中归纳经验，吸取教训。

（2）对突发公共卫生事件社会影响的评估。突发公共卫生事件对社会的影响

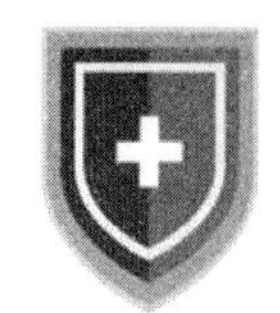

可分为近期影响和远期影响。近期影响是突发公共卫生事件对社会公众生命健康的直接危害和对社会生活、社会心理、社会经济的直接冲击和损伤；远期影响则是透过近期影响，对社会和公众所产生的间接影响。近期影响是事发当时就能够显现的影响，远期影响则是事发过后长久的、隐性的甚至是不易察觉的影响。因此，评估突发公共卫生事件的近期影响主要依靠显性标志，比较容易操作和进行；而评估远期影响则需要一些长期的、隐性的指标。

（三）督导和评估的指标体系

1. 组织管理指标

（1）组织机构：是否建立了突发公共卫生事件预防控制工作组织、技术咨询指导小组、医疗救护小组，人员构成是否合理，活动开展是否正常，有无管理制度。

（2）后勤保障：各类治疗抢救、预防控制措施及采样检验的药品、试剂、设备、器材等是否落实到位。

（3）原始资料的完整性：宣传、抢救、流行病学调查、措施实施、采样检验等的资料是否齐全、规范，登记是否完整等。

2. 措施实施的效果指标

措施实施的效果指标包括传染病续发率、家庭二代发病率、罹患率、携带率、感染率、病死率、暴发疫情数、食物中毒数、疫情报告率、传染病患者及接触者隔离率、饮用水消毒覆盖率、饮用水余氯合格率、饮用水检测合格率、饮食及食品单位卫生达标率、食品检测合格率、食具消毒率及消毒合格率、环境消毒率及消毒合格率、粪便处理率及处理合格率、四害（苍蝇、蚊子、老鼠、蟑螂）的种类及密度、预防服药率、应急免疫接种率及免疫效果等。

3. 社会指标

社会指标包括健康教育普及率、疾病预防控制知识知晓率、健康行为形成率、潜在寿命损失年（YPLL）、失能调整寿命年（DALY）、成本—效益（效果、效用）分析等。

上述各类指标都只是从某一个方面描述突发公共卫生事件的预防、控制的效果。若要综合考虑事件的影响，全面评估某起事件控制的效果，可考虑利用相关统计学技术（如综合评价法、主成分分析法等），制定综合评估指标体系。

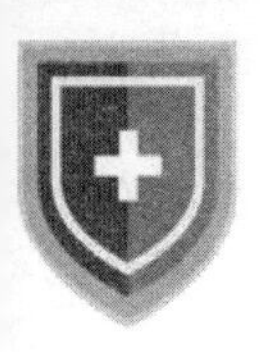

十一、构建突发公共卫生事件应急管理机制需要遵循的原则

完善的应急机制是妥善处理各种突发公共卫生事件的根本保证，并且牢固树立危机意识、责任意识，充分认识突发公共卫生事件应急管理机制建设在整个卫生应急工作中的重要性和艰巨性，构建“统一指挥，反应灵敏，协调有序，运转高效”的突发公共卫生事件应急管理机制。

（一）政府主导，预防为主

在突发公共卫生事件应急工作中，政府因其地位、能力和责任所在必然起着主导作用，对整个社会资源实施统一调度、指挥、协调和管理，能够迅速调动所需物资和人员，采取果断行动，有效控制事态发展。突发公共卫生事件具有常态性，其应急管理的关键在于预防，通过预防与应急相结合，居安思危，常抓不懈，做好应对突发公共卫生事件的思想、组织及物资准备，将可能发生的突发公共卫生事件扼杀于萌芽状态，将无法控制的突发公共卫生事件的损失减到最低程度。

（二）统一指挥，分级负责

突发公共卫生事件应急工作实行统一指挥、分级负责、属地管理的原则。在中央的统一领导下，政令通畅。按照突发公共卫生事件的等级，分别由中央和地方政府不同层次地实施应急管理。跨省区或者特别重大的突发公共卫生事件由国务院及有关部门直接管理，地方各级政府予以配合；其他局部性或一般突发公共卫生事件由地方各级政府负责处理，充分发挥地方政府、卫生行政主管部门和专业应急指挥机构的作用。

（三）功能齐全，责任明确

突发公共卫生事件应急管理的指挥决策、组织协调、监测预警、应急响应和恢复重建等功能齐全，保证了应急工作的顺利进行。同时应急管理实行政府行政领导责任制和责任追究制，明确分工，各司其职。

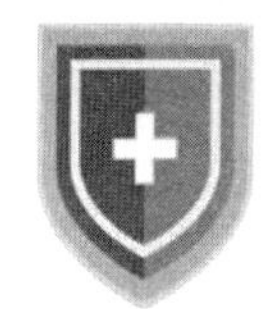

（四）反应灵敏，协调有序

突发公共卫生事件监测预警预测系统反应灵敏，应急响应准确、及时，政府部门之间、政府部门内部、中央和地方之间协调有序，通力合作。

（五）运转高效，保障有力

突发公共卫生事件应急工作讲究效率，需要通过资源的合理配置和有效利用，尽可能地提高资源的使用效率。应急专家和专业人员素质高、能力强、准备充分、处置迅速。应急保障统一规划、突出重点、品种齐全、安全可靠。

第四节　突发公共卫生事件应急预案编制

应急预案即是应急计划或方案，是指面对突发公共事件如自然灾害、重特大事故、环境公害及人为破坏的应急管理、指挥、救援的计划或者方案等，它一般应建立在综合防灾规划上。其目的是突发公共事件发生时能根据预案进行人力、物力的调配，为突发事件的快速、有效处置打下基础解决突发事件事前、事中、事后，谁来做、怎样做、做什么、何时做、用什么资源做的问题。突发公共卫生事件应急预案是指针对可能的突发公共卫生事件，为保证迅速、有序、有效地开展应急与救援行动，降低事件损失而预先制订的有关计划或方案。

一、我国突发公共卫生事件应急预案的发展概况

我国一方面要面对来自突发公共卫生事件的巨大潜在威胁，另一方面本身又不具备强大的应对能力。在这种情况下，借鉴发达国家应对突发公共卫生事件的经验，开展突发公共卫生事件应急预案体系建设就显得尤为重要。

通过多年的努力，预案体系的发展经历了从无到有、从部分到较为全面、从注重数量到注重质量的发展过程。随着对突发公共卫生事件内在规律认识的不断

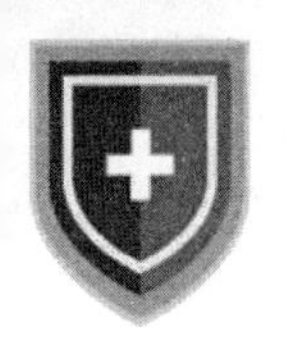

提升，在制定单项预案的过程中更重视其针对性和实用性、归纳共性、突出特性，使预案文本从厚到薄，在卫生应急实践中发挥了有效作用。迄今，我国已初步形成突发公共卫生事件应急预案体系。

二、突发公共卫生事件应急预案的重要性、功能和特点

（一）突发公共卫生事件应急预案的重要性

城市化的高速发展，使得人口和经济迅速向城市集中。由于城市是地区的政治、经济、文化和科技中心，具有人口集中、产业集中、财富集中、建筑物与构筑物集中和各种灾害集中的特点，一旦发生事故灾害，将造成巨大的经济损失和人员伤亡。在这种情况下，突发公共安全事件对人民群众的生命安全和社会经济的威胁就表现得日益突出。当前在中国，应急管理已经上升为国家关注层面。

危机管理过程论认为，危机管理可以分解为如下两个层面和两个阶段：危机前对策——预防减灾和事前准备，危机后对策——快速应对和恢复平常。应急预案是针对具体设备、设施、场所和环境，在安全评价的基础上，为降低事故造成的人身、财产与环境损失，就事故发生后的应急救援机构和人员，应急救援的设备、设施、条件和环境、行动的步骤和纲领、控制事故发展的方法和程序等，预先做出的科学而有效的计划和安排。基于此，应急预案应形成体系，针对各级各类可能发生的事故和所有危险源制定专项应急预案和现场处置方案，并明确事前、事发、事中、事后的各个过程中相关部门和有关人员的职责。

我国突发公共卫生事件的应急预案既包括应急处理技术层面的内容，又解决了应急处理运行机制的问题，具有行政法规的效力，为卫生应急工作开创了新局面，使我国突发公共卫生事件的应急工作进入了一个崭新的阶段。

（二）突发公共卫生事件应急预案的功能

应急预案最基本的功能在于防患于未然。通过在突发事件发生前进行事先预警防范、准备预案等工作，对有可能发生的突发事件做到超前思考、超前谋划、超前化解，把政府应急管理工作正式纳入经常化、制度化、法制化的轨道，从而化应急管理为常规管理，化危机为转机，最大限度地减少突发事件给政府和社会造成的损失。

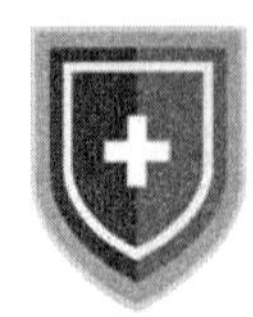

应急预案是在辨识和评估潜在重大危险、事故类型、发生的可能性，以及发生过程、事故后果、影响严重程度的基础上，对应急机构、人员、技术、装备、设施、物资、救援行动及其指挥与协调等方面预先做出的具体安排。它明确了在突发事件发生之前技术和物质储备、各部门的职责和任务、发生过程中事件的处理程序和方法、刚刚结束后进一步的防控措施和效果评估，以及相应的策略和资源准备等。突发公共卫生事件应急预案规定了各类突发公共卫生事件的应急响应分级，并规定了不同级别政府负责相应级别突发公共卫生事件的应急处理的领导、指挥、协调工作。这种“分级负责，属地管理”的模式大大提高了突发事件的应对效率。

（三）突发公共卫生事件应急预案的特点

1. 一个规范的应急预案应具备的特点

（1）科学性：预案的制定必须建立在科学研究的基础之上。

（2）全面性：应包括所有潜在的突发事件，即使是发生概率很低的突发事件，涉及突发事件处理的所有利益关系者，跨越突发事件管理的整个过程，包括事前、事中和事后。

（3）简洁性：语言简洁、容易理解。

（4）详尽性：预案内容应尽量具体，各项职责应具体到谁来做、如何做的程度。

（5）权威性：预案必须获得必要的法律或行政授权，以保证执行时畅通无阻。

（6）灵活性：预案的制定必须为那些不可预见的特殊情况留有余地，以便在事情发生后能快速作出反应。

（7）可扩展性：预案必须定期维护和更新，必要时还可对其进行较大改动。

（8）适用性和可操作性：这是编制预案的关键。

（9）预案与其他计划类文种不同的特点：具体任务明确，内容详细、系统，措施行之有效。

2. 我国突发公共卫生事件应急预案体系的特点

我国突发公共卫生事件应急预案体系以我国现行的《传染病防治法》《食品卫生法》《职业病防治法》《突发公共卫生事件应急条例》等法律法规为依据，总

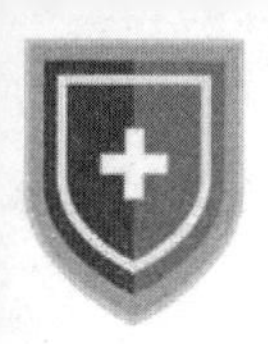

结既往处理同类事件的经验教训，参考一些国家处理危机事件的经验及联合国、世界卫生组织等国际组织的各种规划、预案和指南内容，组织大量有经验的专家编制。我国突发公共事件应急预案体系既吸取了各方面应急处理的成功经验，又具有鲜明的中国特色。

（1）强调各级政府的主导地位，明确相关部门及人员职责

我国突发公共卫生事件应急预案体系特别强调各级人民政府在突发公共卫生事件中的主导地位。由于各种突发公共卫生事件不仅对人民群众健康带来影响，还经常会带来严重的社会影响，应急处理需要多部门协调配合。如果没有政府的统一领导指挥，应急工作根本无法顺利开展。

《国家突发公共卫生事件应急预案》的工作原则明确指出："根据突发公共卫生事件的范围、性质和危害程度，对突发公共卫生事件实行分级管理。各级人民政府负责突发公共卫生事件应急处理的统一领导和指挥，各有关部门按照预案规定，在各自的职责范围内做好突发公共卫生事件应急处理的有关工作。"应急预案体系中其他预案也在工作原则和应急响应内容中反复强调"统一领导、分级负责"的原则。

各应急预案详细阐述了部门和人员的任务，明确界定部门和人员的职责。《国家突发公共卫生事件应急预案》和《国家突发公共事件医疗卫生救援应急预案》在应急组线体系及应急响应部分详细阐述了卫生行政部门和各类医疗卫生机构在卫生应急工作中的职责。《国家突发公共卫生事件应急预案》还在应急组织体系和职责中明确指出突发公共卫生事件应急指挥部成员单位应根据其事件性质和应急处理的需要确定，并对包括卫生、宣传、新闻部门等在内的近 30 个卫生应急指挥部成员单位的职责进行概述，明确界定参与卫生应急处置工作的相关部门和人员的职责，大大提高了突发公共卫生事件的应对能力。

（2）确立应急预案的法律地位

国务院颁布的《突发公共卫生事件应急条例》标志着我国突发公共卫生事件应急处理工作纳入法制化轨道，为及时有效地处置突发公共卫生事件提供了法律依据。

《突发公共卫生事件应急条例》中有关应急预案的条文，一方面为制定应急预案体系提供了法律依据，另一方面又规范了应急预案的编制和管理。2006 年，专项预案和部门预案由国务院统一发布，具有行政法规效力，成为我国法律法规

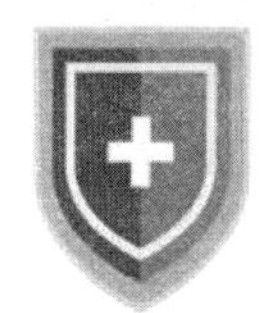

体系中的部分，弥补了法律法规在应急预案方面的空白之处，也为今后完善法律奠定了基础。

（3）应急处置原则之“预防为主、平战结合、常备不懈”

我国卫生方针一贯主张“预防为主”，将其放在第一位。突发公共卫生事件应急预案体系也将预防为主及先期应急处置作为应急处理工作的重中之重。《国家突发公共卫生事件应急预案》中明确指出：“预防为主、常备不懈，提高全社会对突发公共卫生事件的防范意识，落实各项防范措施，做好人员、技术、物资和设备的应急储备工作。对各类可能引发突发公共卫生事件的情况要及时进行分析、预警，做到早发现、早报告、早处理。”《国家突发公共事件医疗卫生救援应急预案》将“平战结合、常备不懈”作为应急处理工作原则。应急预案体系不仅在工作原则中强调预防为主，更在具体内容中详细规定了监测、预警、应急准备、保障等预防措施。各类应急预案中也都明确规定了日常工作和应急状态下的工作内容，体现了“平战结合、常备不懈”。

（4）应急处置原则之“分级负责、属地管理”

突发公共卫生事件应急预案体系根据我国国情，在工作原则中明确提出“统一领导、分级负责，属地管理、明确职责”，要根据突发公共卫生事件的范围、性质、危害程度快速做出应急响应，并根据情况变化及时调整，以有效控制事态发展，减少危害和影响。

突发公共卫生事件应急预案体系将事件分为四级，分别由国家、省、市、县级人民政府负责应急响应。突发公共卫生事件发生后，当地的县级、地市级、省级人民政府及有关部门按照分级响应的原则，做出相应级别的应急反应；同时根据实际情况和预防控制工作的需要，及时调整预警和反应级别，以有效控制事件。

事发地之外的各级人民政府卫生行政部门接到情况通报后，要及时通知相应的医疗卫生机构，做好应急处理准备，采取必要的预防控制措施，防止事件在本行政区域内发生，并服从上一级人民政府卫生行政部门的统一指挥和调度，支援事件发生地区的应急处理工作。

（5）以人为本、科学发展的理念

政府在处理各类突发事件时，体现了“以人为本”的执政理念。应急预案体系建设将大大提高我国政府的公共安全水平和处置突发事件的能力，有利于和谐

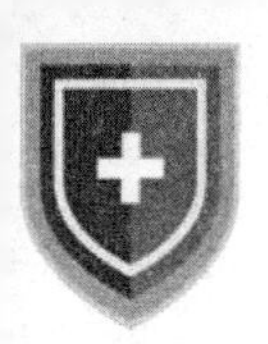

社会的建设。突发公共卫生事件应急预案体系体现了党中央、国务院“以人为本，科学发展”的理念和要求，其编制目的明确提出要“最大限度地减少人员伤亡和健康危害，保障人民群众身体健康和生命安全，维护社会稳定”。应急预案体系中，“以人为本”的理念不仅体现在考虑每一个公众的利益，而且体现在对公众的宣传教育、引导和调动公众积极参与突发事件应急处理。

（6）应急预案的科学性及可操作性

突发公共卫生事件应急预案体系明确提出了要有计划地开展突发公共卫生事件的相关防治科学研究，组织科研力量进行技术攻关，统一协调，解决各种问题，开展应急处理技术的国际交流与合作，引进先进技术、装备、方法，提高我国应对突发公共卫生事件的整体水平。

有计划、有系统地制定应急预案，分别制定不同类别事件的单项预案，是科学性的重要体现。

应急预案是针对可能的突发事件制定的，目的主要是在事件发生时，能根据预案进行人力、物资的调配，为事件的快速有效处置打下基础。因此，可操作性是应急预案体系在编制过程中要考虑的最重要指标之一。我国突发公共卫生事件应急预案体系的专项预案和单项预案中都详细阐述了组织体系和部门职责，解决了事件处理过程中各部门职责不清、协调配合困难的问题。各单项预案中附录了大量技术方案，规范了事件的应急处理，为应急处理人员处理事件提供了技术指导和支持。预案中列出的各类应急保障措施，为各级政府应急准备提供了依据。

应急预案的科学性及可操作性还体现在明确要求各级政府要采取定期和不定期相结合的形式，按照应急预案对应急队伍进行培训和演练，并根据形势变化和预案实施中发现的问题，及时更新、修订和补充。

三、我国突发公共卫生事件应急预案的分类、结构与管理

国务院向社会公开发布了突发公共事件的一系列应急预案，标志着我国突发公共事件应急预案体系已经初步形成，并逐步走向成熟。

（一）我国突发公共事件应急预案体系的分类

应急预案体系包括总体应急预案、专项应急预案、部门应急预案、地方应急预案、企事业单位应急预案等。应急预案体系建设是我国突发公共卫生事件应急

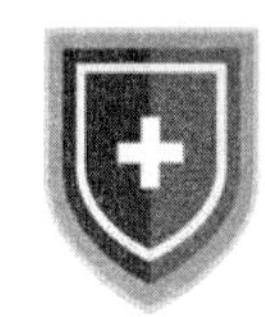

机制建设的重要组成部分，是加强突发事件预警、预测能力的基石，也是提高突发公共卫生事件应急处理能力的重要保障。

（二）我国突发公共事件应急预案体系的结构

全国突发公共事件应急预案体系的构成以《国家突发公共事件总体应急预案》为总纲，这是国务院制定的应对突发事件的综合性预案。它明确了各类突发公共事件的分级分类和预案框架体系，规定了国务院应对特别重大突发公共事件的组织体系、工作机制等内容，是指导预防和处置各类突发公共事件的规范性文件。它以25件专项预案、80件部门预案及31个省（区、市）总体预案为主体。按照不同的责任主体，预案体系设计为国家总体应急预案、国家专项应急预案、部门应急预案、地方应急预案、企事业单位应急预案五个层次。总体应急预案从总体上阐述事故的应急方针、政策，应急组织结构及相关应急职责，应急行动、措施和保障等基本要求和程序，是应对各类事故的综合性文件。

1.《国家突发公共事件总体应急预案》

《国家突发公共事件总体应急预案》共六章，分别为总则、组织体系、运行机制、应急保障、监督管理和附则。其编制目的是提高政府保障公共安全和处置突发公共事件的能力，最大限度地预防和减少突发公共事件的发生及其造成的损害，保障公众生命、财产安全，维护国家安全和社会稳定，促进社会、经济全面、协调、可持续发展。总体预案明确了各类突发公共事件的分级分类和预案框架体系，规定了国务院应对特别重大突发公共事件的组织体系、工作机制等内容。总体预案还明确提出了应对各类突发公共事件的六条工作原则：以人为本，减少危害；居安思危，预防为主；统一领导，分级负责；依法规范，加强管理；快速反应，协同应对；依靠科技，提高素质。总体预案是指导预防和处置各类突发公共事件的规范性文件。

2. 国家专项应急预案

国家专项应急预案是国务院及有关部门为应对某一种或几种类型突发公共事件而制订的应急预案。专项应急预案是针对具体的突发事件类别、危险源和应急保障而制定的计划或方案，是总体综合应急预案的组成部分，应按照应急预案的程序和要求组织制定，并作为综合应急预案的附件。专项应急预案应制定明确的救援程序和具体的应急救援措施。它分为自然灾害类突发公共事件专项应急预

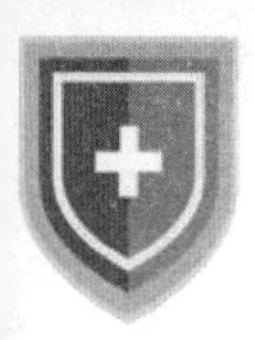

案、事故灾难类突发公共事件专项应急预案、公共卫生类突发公共事件专项应急预案、社会安全类突发公共事件专项应急预案4种类型。

（1）自然灾害类突发公共事件专项应急预案

为了保证自然灾害类突发公共事件应急管理工作协调、有序、高效地进行，最大限度地减少人民群众的生命财产损失，维护灾区社会稳定，国家制定了自然灾害类突发公共事件专项应急预案。这类预案共分5项，包括国家自然灾害救助应急预案、国家防汛抗旱应急预案、国家地震应急预案、国家突发地质灾害应急预案、国家处置重特大森林火灾应急预案。

（2）事故灾难类突发公共事件专项应急预案

事故灾难类突发公共事件专项应急预案的制定是为了规范事故灾难类突发公共事件的应急管理和应急响应程序，及时有效地实施应急救援工作，最大限度地减少人民伤亡、财产损失，维护人民群众生命财产安全和社会稳定。事故灾难类突发公共事件专项应急预案有9项：国家安全生产事故灾难应急预案、国家处置铁路行车事故应急预案、国家处置民用航空器飞行事故应急预案、国家海上搜救应急预案、国家处置城市地铁事故灾难应急预案、国家处置电网大面积停电事件应急预案、国家核应急预案、国家突发环境事件应急预案、国家通信保障应急预案。

（3）公共卫生类突发公共事件专项应急预案

制定公共卫生类突发公共事件专项应急预案是为了有效预防、及时控制和消除公共卫生类突发公共事件及其危害，指导和规范相关应急处理工作，最大限度地减少公共卫生类突发公共事件对公众健康造成的危害，保障公众身心健康与生命安全。公共卫生类突发公共事件专项应急预案共有4项，分别为国家突发公共卫生事件应急预案、国家突发公共事件医疗卫生救援应急预案、国家突发重大动物疫情应急预案、国家重大食品安全事故应急预案。

（4）社会安全类突发公共事件专项应急预案

为有效预防、及时控制和消除重大刑事案件、涉外突发事件、恐怖袭击事件、经济安全事件及规模较大的群体事件等社会安全类突发公共事件及其危害，指导和规范相关应急处理工作，最大限度地维护人民群众生命财产安全和社会稳定，制定了社会安全类突发公共事件专项应急预案。社会安全类突发公共事件专项应急预案共有7项，分别为国家粮食应急预案、国家金融突发事件应急预案、

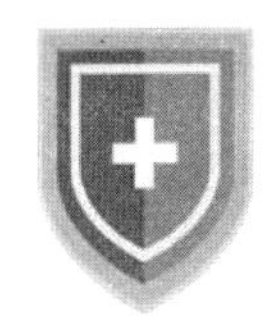

国家涉外突发事件应急预案、国家大规模群体性事件应急预案、国家处置大规模恐怖袭击事件应急预案、国家处置劫机事件应急预案、国家突发公共事件新闻发布应急预案。

3. 国务院各部门应急预案

国家突发公共事件部门应急预案是国务院有关部门根据总体应急预案、专项应急预案和部门职责为应对突发公共事件而制定的预案。国务院部门应急预案可分为三类：国务院各有关部门在各种突发事件应急处理中承担共同职责的预案；国务院一个或几个有关部门在应对重大突发事件中承担职责的预案；国务院有关部门为应对某类重大突发事件而制定的预案。

4. 地方应急预案

突发公共事件地方应急预案具体包括省级人民政府的突发公共事件总体应急预案、专项应急预案和部门应急预案，各市（地）、县（市）人民政府及其基层政权组织的突发公共事件应急预案。上述预案在省级人民政府的领导下，按照分类管理、分级负责的原则，由地方人民政府及有关部门分别制定。

5. 企事业单位的应急预案

企事业单位的应急预案是企事业单位根据相关法律法规及单位实际情况制定的应急预案。企事业单位的应急预案明确了企事业单位是内部发生突发事件的责任主体，重大活动应急预案则明确了大型会议、展览、文化体育活动等的主办单位也应制定应急预案并报同级人民政府有关部门备案。

（三）我国突发公共卫生事件应急预案的管理

1. 管理机构和任务

我国突发公共卫生事件应急预案体系的管理机构中，最高管理机构是国务院卫生行政主管部门。国家卫生健康委员会应急办公室作为全国突发公共卫生事件应急处理的日常管理机构，具体负责国家突发公共卫生事件应急预案体系的建立，各项预案的制定、更新和修订。各地突发公共卫生事件的地方管理机构是地方各级人民政府卫生行政主管部门。地方的卫生应急办公室作为地方日常管理机构，负责本地突发公共卫生事件应急预案的制定、更新和修订。

国家突发公共卫生事件应急预案体系中的专项预案和部门预案需由国务院批准后颁布和实施，各单项预案需交相关部委审定后发布和实施。各级人民政府批

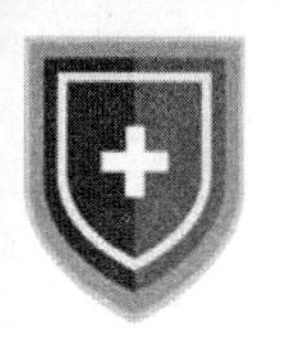

准实施本地突发公共卫生事件应急预案。

国务院和地方各级人民政府卫生行政主管部门负责应急预案实施的培训工作，并根据突发公共卫生事件的形势变化和预案实施中发现的问题，及时向本级人民政府提出更新修订和补充的建议。

2. 基本程序和内容

（1）预案编制。应急预案的编制一般分为 5 个步骤：组建应急预案编制队伍、开展危险与应急能力分析、内容编制、预案评审与发布、预案的实施。

（2）预案培训。预案培训的范围应包括政府主管部门、社区居民、企业员工、应急管理者及专业应急救援队伍。

（3）预案演练。预案编制部门要结合实际，有计划、有重点地组织有关部门，采取定期和不定期相结合的形式对相关预案进行演练。

（4）预案评估。预案评估包括前评估和后评估。前评估是在应急预案制定后，还没有实施的时候对其制定情况进行评估分析；后评估是在应急预案实施后，借鉴项目管理中后评估的理论对其进行评估。两者结合起来对应急预案进行综合评估分析。

（5）预案修订。应急预案需要在实践中落实，在实践中检验，并在实践中根据实际情况的变化，及时修订、完善。

（6）预案宣教。有关各部门要通过各类媒介广泛宣传应急法律法规和各类预案中的预防、避险、自救、互救、减灾等常识，增强公众的忧患意识、社会责任意识和自救、互救能力。

3. 编制程序和主要内容

（1）编制程序

1）成立突发公共卫生事件应急预案编制小组。突发公共卫生事件应急预案编制小组应尽可能囊括突发公共卫生事件应对的利益关系人，同时必须包括应急工作人员、管理人员和技术人员三类人员。小组成员应具备较强的工作能力和一定的突发公共卫生事件专业知识。此外，为保证编制小组高效工作，小组成员规模不宜过大。涉及相关人员较多时，可在保证公正性和代表性的前提下选择部分人员参加编制小组。明确规定编制小组的任务、工作程序和期限。在编制小组内部，还要根据相关人员的特点，指定小组负责人，明确小组成员分工。

2）明确应急预案的目的、适用对象、适用范围和编制的前提条件。

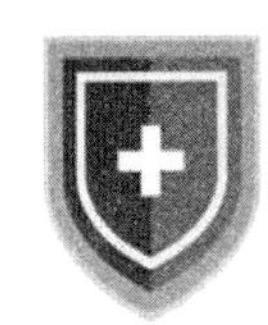

3）复习与突发公共卫生事件相关的法律、条例、管理办法和上一级预案。

4）对突发公共卫生事件的现有预案和既往应对工作进行分析，获取有用信息。

5）编制应急预案。预案的编制可采用四种编写结构：树型结构、条文式结构、分部式结构、顺序式结构。

（2）主要内容

应急预案的主要内容如下：

1）总则：说明编制预案的目的、工作原则、编制依据、适用范围等。

2）组织指挥体系及职责：明确各组织机构的职责、权利和义务，以突发事故应急响应全过程为主线，明确事故发生、报警、响应、结束、善后处理处置等环节的主管部门与协作部门，以应急准备及保障机构为支线，明确各参与部门的职责。

3）预警和预防机制：信息监测与报告、预警预防行动、预警支持系统、预警级别及发布（建议分为四级预警）。

4）应急响应：分级响应程序（原则上按一般、较大、重大、特别重大四级启动相应预案）、信息共享和处理、通信、指挥和协调、紧急处置、应急人员的安全防护、群众的安全防护、社会力量动员与参与、事故调查分析、检测与后果评估、新闻报道、应急结束等。

5）后期处置：善后处置、社会救助、保险、事故调查报告和经验教训总结以及改进建议。

6）保障措施：通信与信息保障、应急支援与装备保障、技术储备与保障、宣传、培训、演习、监督检查等。

7）附则：有关术语、定义，预案管理与更新，国际沟通与协作，奖励与责任，制定与解释部门，预案实施或生效时间等。

8）附录：相关的应急预案、预案总体目录、分预案目录、各种规范化格式文本、相关机构和人员通信录等。

4. 审核和发布

应急预案编制工作完成后，编制小组应组织内部审核，确保语句通畅，以及应急计划的完整性、准确性。内部审核完成后，应修订预案并组织外部审核。外部审核可分为上级主管部门审核、专家审核和实际工作人员审核。外部审核侧重

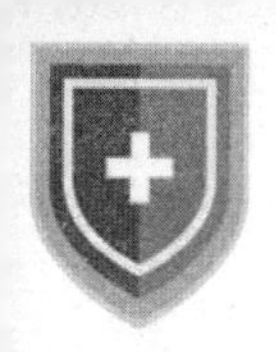

预案的科学性、可行性、权威性等方面。此阶段还可采用实地演习的手段对应急预案进行评估。编制小组应制定获取外部评审意见及对其回复的管理程序，将通过内、外部审核的应急预案上报当地政府部门，由当地政府最高行政官员签署发布，并报送上级政府部门备案。

5. 实施和维护

突发事件发生后，应紧急启动应急预案，各级政府、相关部门和企事业单位按照预案规定的内容，各司其职，执行应急处理工作。应急预案还需维护、演练、更新和变更。一方面，只有通过演练才能有条不紊地作出应急响应；另一方面，可以通过演练验证预案的有效性。应急预案是为了控制突发事件的发生和扩大而制定的，应根据实施和演练的成果、经济社会发展状况，以及各单位具体情况的变化，及时调整、修订预案内容，以使其更加具有指导性、针对性、实效性。

四、突发公共卫生事件应急预案的培训和演练

应急预案的培训是指通过培训，使受训者按照预案规定的内容，各司其职，完整地按照预案执行救援的过程。应急预案培训和演练将预案变得可以执行，并形成了一个考核手段。应急预案培训和演练的指导思想应以“加强基础、突出重点、边练边战、逐步提高”为原则。

应急培训的范围应包括政府主管部门的培训、社区居民的培训、企业全员的培训、专业应急救援队伍的培训。应急培训的基本内容主要包括报警、疏散、火灾应急培训、不同水平应急者培训。

在具体培训中，通常将应急者分为 5 个水平：初级意识水平应急者、初级操作水平应急者、危险物质专业水平应急者、危险物质专家水平应急者、事故指挥者水平应急者。

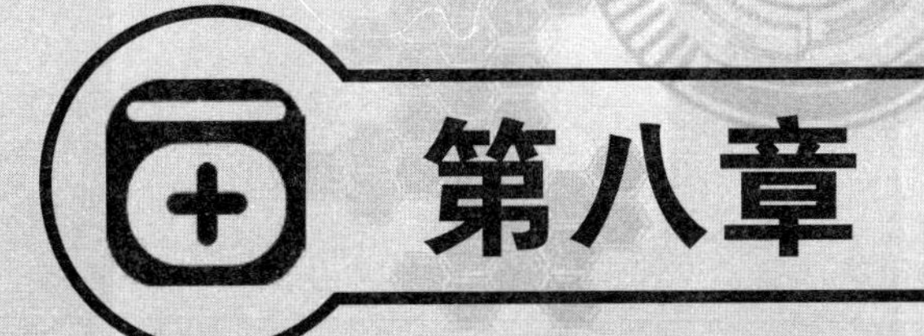

健康教育与健康促进

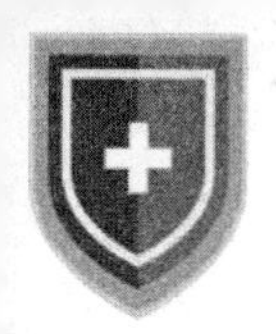

健康教育学是研究健康教育的基本理论和方法的一门科学，是医学与行为科学相结合所产生的边缘学科。它力图在医学，尤其是在预防医学领域应用行为科学的方法和成就，研究人类行为和健康之间的相互联系及其规律，探索有效、可行、经济的干预策略及措施，以及对干预效果和效益进行评价的方式方法，从而服务于疾病预防和治疗康复，增进人类身心健康，提高人们的生活质量。健康教育是人类最早的社会活动之一。远古时代，个体的生存和种族的延续面临比今天更大的挑战，将前人或自身在实践中积累起来的关于避免伤害、预防疾病的行为知识和技能传授给同伴和下一代，无疑是最为重要的社会活动。随着社会经济和科学技术的发展、人类与疾病做斗争的形势的变化、健康知识的积累，一些最重要、最基本的相关行为要求逐渐成为全社会都必须遵守的行为规范。但大量的健康知识和技能依然需要通过信息传播和教育等活动来扩散和传承。第二次世界大战后，一方面行为科学体系的形成和传播学、管理科学等的发展成熟，为健康教育从自然的、缺乏理论和方法学指导的状态转变为自觉的、建立在科学理论和方法学基础上的系统的社会活动奠定了基础。另一方面，人类行为与生活方式的改变、疾病谱的变化和新的严重传染性疾病的出现，以及人们对健康的更强烈的追求，也使系统的健康教育活动越来越受到关注与重视。

20 世纪 70 年代以来，健康教育的理论和实践有了长足的进步，健康教育学作为公共卫生与预防医学的一门专业课程，将努力反映这些进步。

第一节　健康教育与健康促进的内涵

一、健康教育的概念

（一）健康教育的定义

健康教育是旨在帮助对象人群或个体改善健康相关行为的系统的社会活动。

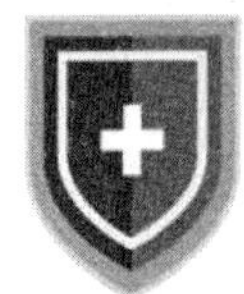

健康教育在调查研究的基础上，采用健康信息传播等干预措施，促使人群或个体自觉采纳有利于其自身健康的行为和生活方式，从而避免或减少暴露于危险因素，帮助实现疾病预防控制、治疗康复、提高健康水平的目的。

以上定义强调了健康教育的特定目标是改善对象的健康相关行为。健康教育的干预活动，应该以调查研究为前提；健康教育的主要干预措施是健康信息传播。健康教育是包含多方面要素的系统活动，健康教育的首要任务是致力于疾病的预防控制，也帮助病人更好地治疗和康复，它还努力帮助普通人群积极增进健康水平。

行为与生活方式是人类健康和疾病的主要决定因素之一，因此在疾病预防控制工作中，健康教育和免疫规划一道并列为最重要的主动健康保护措施。

健康教育可分为专业性健康教育工作和普及性健康教育工作。专业性健康教育工作主要由医疗卫生机构中的公共卫生医生承担；普及性健康教育工作主要由担负基本公共卫生服务任务的基层卫生工作者和社区社会工作者承担。

（二）健康教育与卫生宣教

健康教育与以往的卫生宣教既有联系，又有区别。

联系在于：我国当前的健康教育是在过去卫生宣教的基础上发展起来的，现在健康教育的主要措施仍可称为卫生宣教。

区别在于：①与过去的卫生宣教相比，健康教育明确了自己特定的工作目标——促使人们改善健康相关行为，从而防治疾病、增进健康，而不是仅仅作为一种辅助方法为卫生工作某一时间的中心任务服务；②健康教育不是简单的、单一方向的信息传播，而是既有调查研究又有干预的，有计划、有组织、有评价的，涉及多层次、多方面对象和内容的系统活动；③健康教育在融合医学科学和行为科学（社会科学、心理学、文化人类学等）、传播学、管理科学等学科知识的基础上，已经积累了相当丰富的知识，逐步形成了自己的理论和方法体系。

（三）健康教育的意义

健康教育通过改善人们的健康相关行为来防治疾病，增进健康。尤其是在当前预防控制慢性非传染性疾病和获得性免疫缺陷综合征（艾滋病）等缺少生物学预防手段和治愈方法的疾病的工作中，因这些疾病与人类行为关系密切，而使健

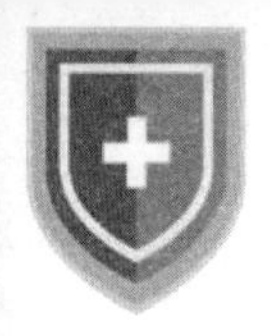

康教育成为医疗卫生工作的一个独立的活跃的领域。

健康教育同时又是一种工作方法。健康教育对人们的健康相关行为及其影响因素进行调查研究的方法与健康教育干预方法、评价方法，已经被广泛应用于预防医学和临床医学的各个领域。所以，参与其他卫生工作领域的活动或为其提供相关技术支持，应是健康教育另一方面的任务。

历经过去几十年的健康教育实践，尤其是在理论指导下的实践，许多健康教育项目报告了现场对照实验的结果数据，所积累的大量资料已经使健康教育出现朝“循证健康教育”方向发展的趋势。

二、健康促进的概念

（一）健康促进的定义

世界卫生组织对“健康促进”的定义是：促使人们维护和提高他们自身健康的过程，是协调人类与环境的战略，它规定个人与社会对健康各自所负的责任。根据这一定义，健康促进无疑对人类健康和公共卫生工作具有战略意义。

目前对健康促进存在着广义和狭义的理解。将健康促进视为当前防治疾病、增进健康的总体战略，是广义的理解；将健康促进视为一种具体的工作策略或领域，是狭义的理解。在实践中，广义和狭义的理解都是有意义的。

事实上，我国于20世纪50年代在全国全民范围开展的以“爱国卫生运动”为代表的健康干预活动，就是一次基于当时我国实际情况的非常成功的伟大的健康促进实践，中华民族的健康水平和人民的期望寿命在那时得以迅速地大幅度提高。

（二）健康促进的五个活动领域

1. 建立促进健康的公共政策

促进健康的公共政策多样而互补：政策、法规、财政、税收和组织改变等。由此可将健康问题提到各级各部门的议事日程上，使之了解其决策对健康的影响并需承担健康责任。

2. 创造健康支持环境

创造安全、舒适、满意、愉悦的工作和生活条件，为人们提供免受疾病威胁

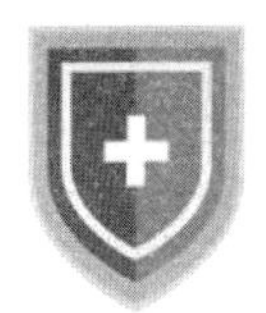

的保护，促使人们提高增进健康的能力及自立程度。环境包括人们的家庭、工作和休闲地、当地社区，还包括人们获取健康资源的途径。这就需要保护自然和自然资源。

3. 加强社区行动

发动社区力量，利用社区资源，形成灵活体制，增进自我帮助和社会支持，提高解决健康问题的能力。确定健康问题和需求是社区行动的出发点，社区群众的参与是社区行动的核心。这要求社区群众能够连续、充分地获得卫生信息、学习机会及资金支持。

4. 发展个人技能

通过提供健康信息和教育来帮助人们提高做出健康选择的能力，并支持个人和社会的发展。由此可使人们更有效地维护自身健康和生存环境。学校、家庭和工作场所均有责任在发展个人技能方面提供帮助。

5. 调整卫生服务方向

国家卫生健康委员会不应仅仅提供临床治疗服务，而应该将预防和健康促进作为服务模式的一部分。卫生研究和专业教育培训也应转变，要把完整的人的总需求作为服务对象。卫生服务责任应由个人、社区组织、卫生专业人员、卫生机构、商业部门和政府共同来承担。

1998 年 7 月发表的关于指导 21 世纪健康促进发展的《雅加达宣言》提出五个需优先考虑的方面：①提高对健康的社会责任：②增加对健康发展的资金投入：③扩大健康促进的合作关系；④增强社团及个人能力；⑤保护健康促进工作的基层组织。

健康促进的五个活动领域全面针对除人类生物学因素外的所有这个意义上的健康促进，不可能由某一组织、某一部门的专业活动单独完成，它需要全社会的共同努力。从公共卫生和医学角度来推动这一战略的实现，则必须依靠健康教育的具体活动。

（三）健康促进的三项基本策略

1. 倡导

倡导政策支持、社会各界对健康措施的认同和国家卫生健康委员会调整服务方向，激发社会关注和群众参与，从而创造有利于健康的社会经济、文化与环境

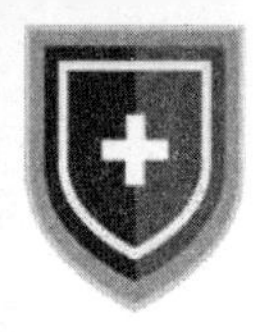

条件。

2. 赋权

帮助群众具备正确的观念、科学的知识、可行的技能，激发其朝向完全健康的潜力；使群众获得控制那些影响自身健康的决策和行动的能力，从而有助于保障人人享有卫生保健及资源的平等机会；使社区的集体行动能在更大程度上影响和控制与社区健康和生活质量相关的因素。

3. 协调

协调不同个人、社区、卫生机构、社会经济部门、政府和非政府组织等在健康促进中的利益和行动，组成强大的联盟与社会支持体系，共同努力实现健康目标。

（四）健康教育与健康促进的关系

健康教育与健康促进密不可分。健康教育必须以健康促进战略思想为指导，健康教育改善人们的行为需要得到健康促进的支持；健康促进框架包含了健康教育，而健康教育是健康促进战略中最活跃、最具有推动作用的具体工作部门。

1. 健康教育需要健康促进的指导和支持

健康教育的工作目标是改善人们的健康相关行为。由于人类行为极其复杂，受到多方面因素的影响，仅靠传播健康信息不足以实现这一目标，行为的改善还需要一定的环境条件。我国健康教育工作者早在 20 世纪 90 年代初出版的《健康行为学》中即已独立地分析并指出此点。所以健康教育干预不能仅仅是卫生知识宣传，还必须是一种系统的社会活动。因此，健康促进要求全社会承担健康职责、参与健康工作的思想和其五个活动领域三项基本策略为健康教育提供了指导和支持，为健康相关行为的改善提供了保障。

2. 健康促进需要健康教育来推动和落实

健康促进战略及其五个领域的活动的开展，不能凭空实现。公共卫生和医学必须依靠健康教育的具体活动，来推动健康促进战略的实施及其目标的实现。离开了健康教育，公共卫生和医学工作者谈论健康促进只能是一纸空文。制定有利健康的公共政策涉及社会领导群体的行为，加强社区行动涉及社区领袖和社区成员的行为；调整卫生服务方向涉及卫生系统成员和管理群体的行为，创造健康支持环境则需要依靠全体社会成员的行为变化。基于此，健康教育的对象在这个意

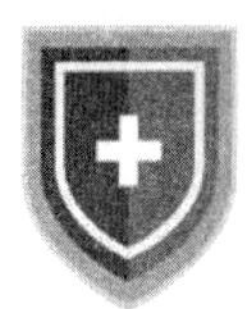

义上由笼统的群体细分为多种类型，也促使健康教育的认识、策略和方法得以深化和发展。

因此，健康促进战略的明确和实施，为健康教育的进步提供了机遇和提出了挑战，而绝非意味着目前健康教育已经可以止步或重新回到卫生宣教阶段。无论怎样定义健康教育，它都必定在今后一个相当长的时期内作为公共卫生和医学领域的一个独立的具体的专业部门而存在。一方面，健康教育不能脱离健康促进，健康促进也不能没有健康教育。事实上，“健康促进”和“健康教育”常在一起被提到。另一方面，健康教育机构和人员也必须实事求是，不可能包揽健康促进的全部目标的实现。

在讨论健康教育和健康促进的概念时，既需要高瞻远瞩，也需要脚踏实地，切不可须臾忘记健康教育的首要任务是通过改善人们的健康相关行为而致力于疾病防治。实践中，疾病防治关注的焦点已经从疾病控制转向危险因素控制，人们也已认识到一级预防优于二级预防、全人群策略优于高危人群策略、综合的危险因素干预优于单个危险因素干预。这些变化都呼唤健康教育发挥更大作用，并对健康教育的理论和方法提出了新的、更高的要求。从实际需要出发，无论临床医学还是预防医学都应重视并积极开展健康教育。

第二节　健康教育的价值与工作步骤

一、健康教育的价值

健康教育在全世界迅速发展有其内在的、客观的原因。基于这些原因，健康教育体现出它的社会、经济和学术意义。

（一）健康教育是人类与疾病做斗争的客观需要

在过去 200 年中，生物医学技术的发展使传染性疾病基本得到控制，人类疾

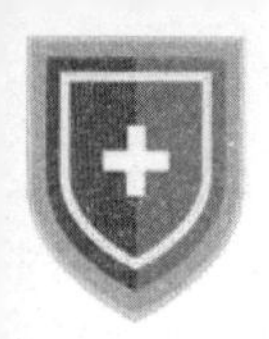

病谱和死因谱发生了显著变化。导致人们死亡的主要原因由传染性疾病转变为慢性非传染性疾病，恶性肿瘤、心脑血管疾病等名列疾病谱和死因谱前茅。

与急性传染性疾病相比，目前对这些慢性非传染性疾病尚缺少生物学预防手段和治愈方法，导致这一状况的主要原因是这些疾病的病因远较传染性疾病复杂。这些疾病不像传染性疾病那样，由单一的病原微生物所引发，而是由多方面的因素共同影响和决定其发生发展。虽然彻底弄清这些因素及其相互关系和影响机制还需时日，但人们并非束手无策。

目前影响人群健康和疾病的因素分为四类，分别为：环境因素、行为与生活方式因素、生物遗传因素、医疗卫生服务因素。环境中的有毒有害因素与医疗卫生保健因素常常都需要通过人自身的行为作为中介来作用于人体。通过行为可以加强、减弱或避免对环境中有毒有害因素的暴露；行为也意味着接受、利用或排斥医疗卫生保健因素。事实上，人的行为处于这几类因素交互作用的交叉点。四类因素中，行为因素最为活跃，也相对容易发生变化。事实上，人的行为不仅影响着慢性非传染性疾病的发生发展，与仍危害人类的传染性疾病也密切关联。医学专家，尤其是预防医学专家，必然看到了通过改善人们的健康相关行为来防治疾病的重要价值，而改善人们的健康相关行为需要健康教育。

因此，健康教育是人类与疾病做斗争的客观需要。这是健康教育走到疾病防治第一线的根本原因，也是健康教育所具有的最重要的意义，即它的社会意义。

（二）健康教育是人们提高健康水平的无限愿望与有限资源的矛盾的产物

半个多世纪以来，无论在发达国家还是发展中国家，卫生费用都呈上升趋势。卫生费用的增长过快及所占国内生产总值（GDP）比例过大，将对经济和社会发展造成负面影响，所以世界各国都希望能降低或控制卫生费用。然而，在安定和不缺衣食住行的情况下，人们对健康有着很高的期望，人们不希望医疗服务水平有所降低，而总是希望能享有更高水平的医疗服务。古往今来，人们对健康的追求目标是“长生不老”，这是一种无止境的愿望。但资源是有限的，即便是最富足的国家，其资源也是有限的。在这里，人们对健康和生命的无限追求与有限的资源形成了矛盾。世界卫生组织（WHO）与各国政府和专家看到了预防疾病是解决这一尖锐矛盾的良策。预防疾病，尤其是预防慢性非传染性疾病，通过

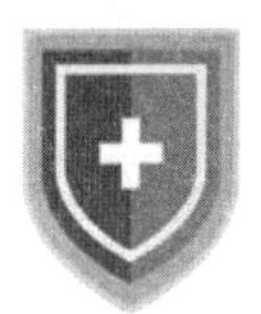

健康教育来改善健康相关行为、降低发病率和患病率、提高人们生存质量，是代价最小，并最可能在当前取得实效的措施。因而在一系列卫生工作里，特别是在初级卫生保健工作中，医学专家和卫生经济学专家们将健康教育列为首要措施。因此，健康教育是人们提高健康水平的无限愿望与有限资源的矛盾的产物。这是健康教育受到重视的直接原因，也是健康教育的经济学意义。

（三）健康教育是医学科学发展的必然结果

医学科学在不断发展进步中。它的发展既同时表现在微观和宏观两个方向，也表现在通过与其他学科融合或吸取其他学科的营养来使自己的外延不断扩大、内涵不断丰富、对人体的认识不断深入、防治疾病的方法不断完善。第二次世界大战之后，一批杰出科学家在美国芝加哥大学开会，审视了社会科学、心理学、文化人类学等学科和其他与人类行为有关的学科的成就，在此基础上创立了行为科学，从而揭开了对人自身认识的新一页。与此同时，适应商业活动和社会生活的需要，传播科学和传播技术、管理学和管理方法等也迅速发展成熟。医学，尤其是预防医学欲改善人群健康相关行为的需要，促使医学与行为科学、传播学、管理科学等学科相结合并产生新的边缘学科，健康教育因此而得以成为一个专业领域并开辟了医学科学知识的一个新的生长点。

二、健康教育实际工作的一般步骤

健康教育是预防医学实践活动。所有健康教育工作都为取得对象人群健康相关行为的实际改善和防治疾病、提高健康水平的实际效果服务。人的行为及其赖以发生、发展的环境是一个复杂的系统，要促使这个系统向有利于健康的方向转化，健康教育需要做多方面、深入细致的工作。在健康教育工作以项目形式开展时，其过程一般可以分为几个步骤：调查研究（健康教育诊断）、设计制订健康教育干预计划、准备和实施健康教育干预、对干预进程和结果进行监测与评价，即行为危险因素评价、行为危险因素干预和干预效果评价。

临床医学工作如没有调查研究，即对患者制订、实施治疗方案是不可想象的。同样，健康教育欲取得实效，对目标疾病或健康问题的现状和历史、对象人群的相关行为特点和认知状况、当地的经济文化地理情况、传播媒介条件等，进行调查研究应是必不可少的步骤。因为健康教育的主要对象是人群，健康教育调

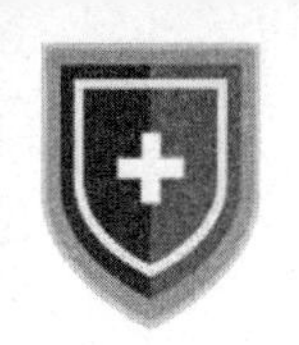

查的指标往往也多于临床医学指标，故健康教育调查所获数据量一般较大，必须采用计算机和统计分析软件来处理。在调查研究步骤，健康教育需要综合运用医学、行为科学（社会医学、心理学、文化人类学等）、统计学和流行病学的知识与方法。

临床医学得出的诊断结论，是对患者所患疾病或健康问题的判断；健康教育得出的诊断结论，则是对与疾病或健康问题发生发展有关的关键行为及其影响因素的推断。

临床医学治疗方案的制定应遵循循证医学原则。健康教育十项方案的设计制订也应充分考虑各方面的实践经验，特别是在世界范围内获得的“最佳实践”的经验。设计制订健康教育干预方案需要综合应用行为科学、传播学、教育学、管理科学的理论和方法。

临床医学治疗方案的执行是由医生和护理人员共同完成的，健康教育干预方案的实施需要健康教育专业人员和其他卫生专业人员、政府部门、非政府组织、企事业单位、志愿者和对象群众等共同参与。临床治疗中需要随时观察患者的情况变化，健康教育干预实施中亦应不断对实际情况的变化进行监测。

临床治疗效果的评价是在治疗后将患者的关键症状、体征和实验室指标值，与治疗前的情况和（或）正常人群的相应情况加以比较而得出结论；健康教育干预效果的评价也是将干预后反映目标健康相关行为及其影响因素、目标疾病或健康问题的指标值等，与干预前的情况和（或）对照人群的相应情况加以比较而得出结论。

当然，并非所有的健康教育工作都需要完整地经历以上几个步骤。例如，当既往的工作或其他工作已经将某个健康问题的相关行为及其影响因素基本查清时，就不必再组织全面深入调查研究；当健康教育作为其他卫生领域工作的一部分时，也不一定能清晰地划分这些步骤。

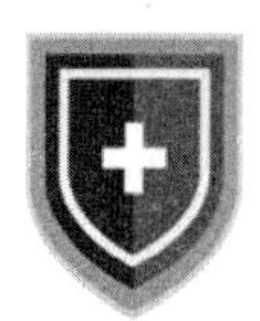

第三节 健康教育发展现状

一、我国古代的健康教育

健康教育的历史大约与人类本身的历史一样长。中国是人类文明的发源地之一，中华民族的健康教育活动可以追溯久远。在我国最早的医学典籍《黄帝内经》中，即论述到健康教育的重要性“知之则强。知，谓知七益八损、全性保命之道也。不知则老”，甚至谈及健康教育的方法“人之情莫不恶死而乐生，告之以其败，语之以其所善，导之以其所便，开之以其所苦，虽有无道之人，恶有不听者乎”。历代仁人志士，多有健康教育的实践，留下了许多传播医药、防病、养生健体知识的著述。但在漫长的封建社会里，传播健康知识的只是少数人，对人民健康影响不大。

二、中华人民共和国成立以后的健康教育

中华人民共和国成立以来，我国不断地引进新的理论和工作模式，健康教育专业机构、人才培养机构、研究机构和学术团体不断发展。

新的理论和工作模式的引进，使得健康教育工作的横向联系及与其他社会部门的合作不断加强，健康教育途径、方式、方法越来越丰富多彩，国际合作也日益广泛。多年来，我国健康教育机构和专业人员积极发展和依靠与其他社会部门的合作，同新闻媒介、教育、计划生育、交通、公安、街道社区等部门和工会、妇联、共青团等组织及工商界密切联系，建立正式和非正式的健康教育网络，使健康教育 / 健康促进活动顺利开展，使我国绝大多数地区、场所和人群都能得到健康教育覆盖。

一方面，电视、电影、广播、报刊、计算机网络等大众传播媒介在我国健康教育工作中被广泛利用；另一方面，我国健康教育工作者积极通过培训班、专题

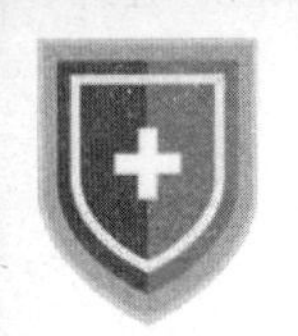

讲座、“卫生科普一条街”、“卫生科普游园”、“卫生科普赶集”、“卫生乘凉晚会”等生动活泼、引人入胜的方式方法开展人际传播。以“亿万农民健康促进行动”等为代表的健康教育 / 健康促进活动在农村蓬勃发展；以“健康促进学校”等为代表的活动使城镇健康教育 / 健康促进深入进行。与世界卫生组织、联合国儿童基金会、联合国艾滋病规划署等国际卫生组织的合作日益广泛；世界银行和一些国家的政府所资助的大规模健康教育 / 健康促进项目的成功实施标志着我国在此领域与国际的交流进入了新阶段。在防治艾滋病、SARS 等严重威胁人类健康的疾病的斗争中，健康教育所取得的显著成效已经再次向世人证明了其重要意义和地位。

我国健康教育事业一定会有更大、更深入的发展，并将为保护和促进中华民族的健康做出更大的成绩。

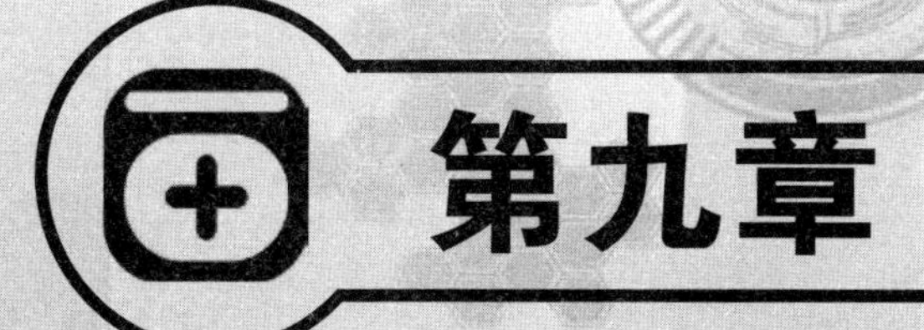

第九章

卫生法与卫生管理理论

第一节　卫生法及其实施

“卫生”一词的含义主要指“养生”，有“护卫生命”的意思。现代汉语中，狭义的卫生是指一种状态，如人的身体状态或精神状态、环境的清洁状况等；广义的卫生则指为了一种好的状况而进行的个人和社会活动的总和，确切地说，是为了维护人体健康状况而进行的个人和社会活动的总和。在现代医疗卫生活动中，广义的卫生主要包括传染病防治、地方病防治、慢性非传染病防治、免疫接种、国境卫生检疫、妇幼卫生、计划生育、青少年卫生、老年卫生、生殖健康、健康教育、口腔卫生、精神卫生、职业卫生、食品安全、营养、生活饮用水卫生、环境卫生、化妆品卫生、学校卫生、放射卫生、化学品安全、爱国卫生、药品生物制品、医疗器械、传统医学、医疗服务、康复、卫生规划、卫生政策、卫生组织、卫生人员、卫生技术、卫生立法、卫生伦理、卫生信息、卫生监督、国际卫生合作、医学教育等。以上这些卫生活动良好的运行，必须要有相关法律法规的监管，卫生法就是在卫生活动过程中产生的一种应用性法律法规。

一、卫生法的概念

卫生法是指由国家制定或认可，并由国家强制执行，旨在调整在卫生活动过程中所发生的社会关系的法律法规的总和。

目前，卫生活动中发生的卫生社会关系包括卫生行政部门与卫生机构之间关系、卫生行政部门与管理相对人关系、卫生机构与卫生人员关系、卫生人员与患者的关系等。以上这些卫生社会关系具体构成卫生行政关系和民事关系。如在诊断、治疗、护理过程中，因医务人员的诊疗护理过失，直接造成患者死亡、残废、组织器官损伤导致功能障碍、病情加重造成其他不必要损失等，因此引发的医疗单位对病员及其家属的赔偿，就是医疗事故中的民事关系。

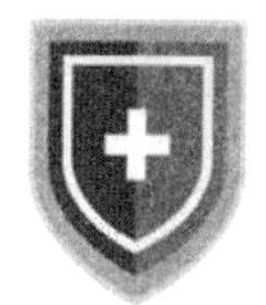

二、卫生法的来源

适用于卫生活动的各种法律、法规、条例、办法等的卫生法来自如下途径：

1）宪法和其他法律部门有关卫生法规的内容。

2）由全国人大及其常务委员会制定的各种卫生法律。

3）由被授权的其他国家机关制定颁布的在其所管辖范围普遍有效的卫生法规和规章。

4）卫生标准、卫生技术规范和操作规程。

5）卫生国际条约。

在具体工作中，我们可以通过相关途径查阅和应用卫生法条款。

三、卫生法的分类

根据以卫生活动的学科分类将卫生法进行归类如下：

1. 公共卫生与疾病防治法律法规

公共卫生与疾病防治法律法规主要包括：①疾病预防与控制，如包括传染病、地方病、慢性病、国境卫生检疫、爱国卫生、健康教育等法律法规；②职业卫生与公共场所监督，包括职业卫生、环境卫生、学校卫生、放射卫生等法律法规；③健康相关产品监督，包括药品、食品、化妆品、消毒用品、保健用品、饮用水等法律法规。

2. 医疗保健服务的法律法规

医疗保健服务的法律法规体系包括：①医疗服务，如医疗人员（医生、护士、卫技人员、药师）、医疗机构、医疗活动（诊疗规范、患者权益保护、医疗事故处理、精神卫生、医学新技术、生命权益）等方面的法律法规；②保健服务，包括母婴保健和康复等方面的法律法规：③医疗保险，包括职工保险、合作医疗、商业保险等法规。

3. 中医药管理法律法规

此类法律法规包括《中华人民共和国中医药条例》，以及中医医疗机构与从业人员、中医药发展的保障措施等方面的内容。

4. 其他

如医学教育、科学研究、人事管理、卫生计划财务、外事等法律法规。

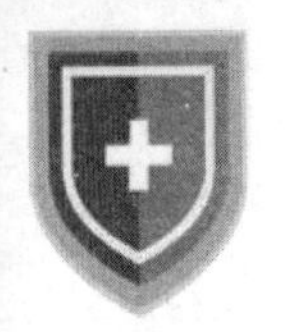

四、卫生法的实施

1. 卫生法的实施的定义

卫生法的实施是指通过一定方式使卫生法律规范在社会生活中得到贯彻和实现的过程。卫生法的实施包括卫生法的适用和遵守。

卫生法的适用是指国家机关和法律法规授权的其他组织依照法定的职权和程序行使国家权力，将卫生法律规范创造性地运用到具体人或组织，用来解决具体问题的一种专门活动。它包括卫生行政执法和司法活动。

卫生法的遵守也称守法，是指一切国家机关、政党、企事业单位、国家工作人员和全体公民必须自觉严格地遵守卫生法规。

2. 卫生法的效力范围

（1）卫生法的时间效力：包括了卫生法的生效、卫生法的失效和卫生法的溯及力三个方面。法律法规颁布时明确规定了其什么时间生效，所谓卫生法失效有两种情况：一是新的法律法规生效时原对应老的法律法规自动失效；二是在新的法律法规颁布条款中加以说明，明确其失效时间。卫生法律对生效后时间的违法事件具有约束力，但不能追溯生效之前的违法行为，即不具备溯及力。

（2）卫生法的空间效力：法律法规空间范围有两种情形，即我国主权管辖的全部范围和地方局部范围两种情况。

（3）卫生法对人的效力：包括我国居民、居住在我国国境内的外国人员、特定职责的人、相关境外人员必须遵守卫生法律法规。

3. 卫生法实施的基本原则

（1）各机关依法行使职权的原则。

（2）公民在法律面前一律平等的原则。

（3）以事实为依据、以法律为准绳的原则。

（4）惩罚与教育相结合的原则。

（5）实施国家监督、群众监督和舆论监督相结合的原则。

4. 我国卫生执法主体及相关职责

目前我国卫生法执法机关或主体包括卫生行政机关、药品监督管理机关、计划生育管理机关、出入境检验检疫机关、法律法规授权的其他机关。各执法机构在规定范围行使相关职责。

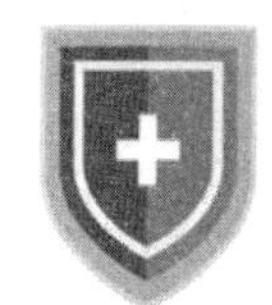

卫生行政机关主要职责是对公共卫生、健康相关产品、医疗机构及人员进行监督检查，审查、审批和颁发卫生许可证，对各类医疗事故和中毒事故进行调查处理；药品监督管理机关负责注册药品，负责药品的评价、不良反应监测、临床试验等，核发药品生产、经营、制剂许可证，监督检定药品质量等；计划生育管理机关行使制订计划生育计划、综合管理计划生育技术服务等职责；出入境检验检疫机关对出入境人员、物质进行卫生检疫查验、卫生处理等。随着机构改革的深入，卫生执法职责范围也将会发生相应变化。

5. 卫生行政执法行为的类型

（1）卫生行政许可：指卫生行政主体依据行政相对人的申请，依法赋予特定的行政相对人拥有可以从事为法律一般禁止的权利资格的法律行为。

（2）卫生行政处罚：指卫生行政机关依据卫生法规定，对违反卫生法的相对人所实施的一种行政法律制裁。

（3）卫生行政监督检查：指卫生行政执法机关为了实行行政管理的目标和任务，依法对行政相对人遵守卫生法律和履行决定情况予以查看、监督的行政执法行为。

（4）卫生行政强制措施：指卫生行政机关采取强制手段保证卫生行政管理秩序、维护公共利益、迫使行政相对人履行义务的行政执法行为。

6. 违法与法律责任

（1）违法定义和判断条件。违法：指一切违反法律规定，从而造成某种危害社会的、有过错的行为。

判断违法条件：是危害社会的行为，侵害了法律保护的社会关系和社会秩序；是行为人的故意或过失行为；违法主体是达到法定年龄、具有责任能力或行为能力的自然人或依法成立的法人。

（2）违反卫生法的法律责任。

违反卫生法的法律责任：①卫生行政责任。如行政处罚（警告、通报、罚款、没收非法财物和违法所得、责令停业停产、暂扣或吊销卫生许可证）和行政处分（警告、记过、降级、降职、撤职、留用察看、开除）两种。②民事责任。民事责任方式有停止损害、排除妨碍、消除危害、返还财产、恢复原状、修理、重作、更换、赔偿损失、支付违约金、消除影响、恢复名誉、赔礼道歉，但一般以赔偿责任为主要形式，主要是弥补受害人一方当事人的损失。③刑事责任。实

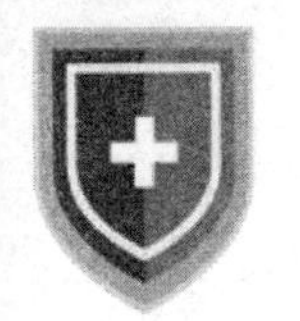

施刑事责任的方法只有刑罚，包括主刑（管制拘役、有期徒刑、无期徒刑、死刑）和附加刑（罚金、剥夺政治权利、没收财产）。

五、卫生行政救济

（一）卫生行政救济的概念

卫生行政救济是指公民、法人或者其他组织认为卫生行政机关的行政行为造成自己合法权益的损害，请求有关国家机关给予补救的法律制度的总称。

（二）卫生行政救济的途径

卫生行政救济包括卫生行政复议、卫生行政诉讼、卫生行政赔偿三种途径。实际情况中以卫生行政复议和卫生行政诉讼为多。

卫生行政复议是指公民、法人或者其他组织认为卫生行政机关的行政行为造成自己合法权益的损害，按照法定的程序和条件向做出该具体行政行为的上一级卫生行政机关提出申请，受理申请的行政机关对该具体的行政行为进行复查，并做出复议决定的活动。其程序是：申请 / 受理 / 决定。

卫生行政诉讼是指公民、法人或者其他组织认为卫生行政机关的行政行为侵害了自己合法权益，依法向人民法院起诉，人民法院审理和解决行政案件的活动。其程序是起诉 / 受理 / 审查 / 判决 / 执行。

卫生行政赔偿是指卫生行政机关及其工作人员违法行使职权，侵害公民、法人或者其他组织的合法权益并造成损害，由国家承担赔偿责任的制度。根据国家赔偿法规定，国家赔偿以支付赔偿金为主要方式。此外，还有返还财产、恢复原状、消除影响、恢复名誉、赔礼道歉等。

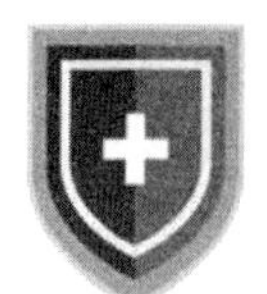

第二节　卫生管理学

一、卫生管理学的定义

卫生管理学是研究中国特色社会主义市场经济体制下卫生事业发展的基本特点与规律，用管理科学的理论与方法探索如何通过最佳卫生服务把医疗预防保健的科学技术和卫生资源及时有效地提供给全体人民，最大限度地满足整个社会对医疗卫生保健的需要，有效保障人民健康的一门科学。卫生管理学是现代管理科学在卫生事业管理中的应用，它是研究如何从宏观上和全局上对卫生事业进行科学管理的问题。它既不同于卫生管理学基础，又区别于卫生机构管理学，如医院管理学、卫生防疫管理学和妇幼保健管理学等。它是卫生管理工作者必须学习和掌握的基本知识。

二、卫生管理学研究的任务与内容

（一）卫生管理学研究的任务

卫生管理学研究的任务是研究卫生事业发展与新时期我国基本卫生国情和卫生改革与发展政策相适应的一系列理论与政策问题，研究卫生系统各部门最优的卫生服务管理与工作方法问题。

改革开放以来，我国的社会经济按照社会主义市场经济体制的规则与要求迅速发展，使得卫生事业赖以生存与发展的社会经济的大环境发生了根本变化，指导卫生事业发展的理论问题与政策原则也随之发生变化，如卫生事业的性质、卫生发展规划、卫生事业管理体制与运行机制、卫生机构产权制度、卫生服务模式等，都需要打破在计划经济时期所形成的固有的思维定式，用全新的观点和理念去思考与探索指导卫生事业发展的理论与政策问题。这是卫生管理学适应新的形

势所要研究的基本任务之一。

卫生事业是一个复杂的、庞大的组织系统，在这个系统中有不同层次的子系统，各层次及各子系统之间互相依存、互相制约、协同发展，为整体卫生事业的发展提供了重要的组织保证。但不同层次、不同子系统之间卫生服务管理与工作方法不尽相同。特别是在社会主义市场经济体制下卫生改革的目的与原则、卫生工作的方针与政策、卫生管理的方式与手段都发生重大调整与变化的情况下，如何使卫生系统各部门的管理工作能够冲破旧观念，适应新形势，以全新的理念探索适宜的管理工作新模式，这是卫生管理学研究的另一基本任务。

（二）卫生管理学研究的内容

卫生管理学主要研究卫生事业管理中带有普遍性的理论与政策问题，以及具有特殊性的卫生系统各部门的管理问题。主要包括：

（1）卫生事业管理的基本特点和发展规律。

（2）卫生事业的性质、地位与作用。

（3）卫生工作的方针与政策。

（4）卫生事业管理的基本理论与方法。

（5）卫生事业的管理体制、产权制度与运行机制。

（6）卫生资源的优化配置与合理使用。

（7）城乡基层卫生服务的模式。

（8）卫生系统各部门的卫生服务管理与工作方法。

三、我国卫生事业的地位与作用

我国卫生事业是造福于人民的事业。卫生事业关系到生产力水平的提高、城乡经济的发展，以及促进社会的进步、公平和稳定。它在国民经济和社会发展中具有独特的地位，发挥着不可缺少、不可替代的作用。卫生事业是社会发展的一个重要组成部分。健康是人类发展的基本条件和权利。保护和增进人民群众的健康水平，是党和政府应尽的任务和责任。其作用和地位表现为以下 4 个方面：

1. 发展卫生事业是社会主义现代化建设的重要目标

我国社会主义现代化建设的目的是发展生产力，强国富民，不断满足人民日益增长的物质和文化需求。社会主义现代化的内涵极为丰富，既有经济建设方面

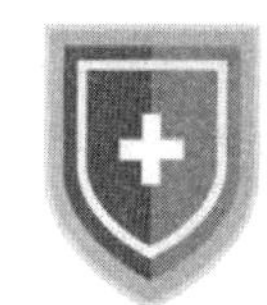

的，也有社会发展方面的，包括人们健康水平及卫生事业发展状况。实现社会主义现代化要坚持以经济建设为中心。经济发展客观上必然要求社会事业有一个大的提高。作为社会发展重要方面的卫生事业关系着人民健康的保护，体现了党和政府对广大人民群众的关怀和照顾。它既是发展生产力的手段，又是生产力发展的目的。

2. 发展卫生事业是人民生活质量改善的重要标志

我国人民的小康生活水平，是指在温饱的基础上丰衣足食、居住条件改善、文化生活充实、享有卫生保健、普及义务教育等方面。随着社会主义现代化建设的不断发展，我国人民生活水平将继续有较大幅度的提高，消费水平、消费结构和生活质量将快速向世界中等收入国家的平均水平迈进。在这个过程中，人民群众对自身健康和卫生服务的需求将日益提高，要求卫生事业与之相适应，更好地保护和增进人民的健康，提高人民的生活质量，从而为社会创造更多财富和享用社会经济发展的成果。但是，我国卫生事业面临十分繁重的任务。以防治传染性疾病为主要任务的第一次卫生革命在我国农村远未完成，而以防治慢性非传染性疾病为主要任务的第二次卫生革命已经到来。卫生服务能力、质量和方式都还不能适应人民群众对健康的需求。卫生服务作为人民生活的必需消费应当有一个较大的发展和提高。

3. 发展卫生事业是社会主义精神文明建设的重要内容

社会主义精神文明建设贯穿在经济和社会各个方面。一方面，卫生事业的行业特点要求把社会主义精神文明建设提到更加突出的地位。卫生行业是与人民群众利益密切相关的“窗口”行业。坚持两手抓，两手都要硬，搞好卫生队伍的精神文明建设具有重要的社会意义。卫生工作不仅是一种业务技术活动，而且与社会伦理道德密切相关。卫生工作是救死扶伤、扶危解困的崇高职业，卫生工作者必须具备正确的世界观、人生观、价值观和高尚的职业道德。另一方面，广泛宣传科学文化知识，倡导广大人民群众移风易俗，改造环境，养成良好的生活方式和卫生习惯，建立文明健康的生活方式，对于提高全民族的思想道德和科学文化素质具有重要促进作用，也是社会主义精神文明建设的重要内容与必然要求。

4. 发展卫生事业是经济和社会可持续发展的重要保障

卫生事业是社会发展的一个重要组成部分，卫生工作与经济工作密切相连、相辅相成。当前，经济工作是中心，没有经济工作的发展，卫生事业的发展就没

有物质基础。然而，在现代社会中劳动者只有具备较高的科学文化知识，掌握先进劳动技能，并具有健康的身体和心理素质，才能在社会生产中发挥更大的作用。如果卫生事业发展滞后，人民的健康得不到基本保障，不仅直接影响经济发展，还会因疾病造成人力、物力和财力的巨大损失，甚至影响社会稳定。保护和提高广大人民群众的健康，是发展经济、促进社会进步的必要条件。一个没有健康体魄的民族，其经济和社会是不可能持续发展的。

四、卫生工作方针与卫生发展战略

卫生工作方针是政府领导卫生工作的基本指导思想；卫生发展战略是一定历史时期内卫生事业优先发展的工作思路。它们之间既有联系，又有区别。卫生工作方针和卫生发展战略都是对一个较长时期内我国宏观卫生发展趋势和存在的全局性问题做出总体判断而提出的工作指导思想、优先发展重点、基本要求与对策措施，并用简明的语言高度概括之；卫生发展战略则从属于卫生工作方针，并体现卫生工作方针阶段性重点目标和内容。

新时期卫生工作指导方针可以划分为三个组成部分：第一部分是卫生工作的战略重点，包括以农村为重点、预防为主、中西医并重；第二部分是卫生工作的基本策略，包括依靠科技与教育、动员全社会参与；第三部分是卫生工作的根本宗旨，包括为人民健康服务、为社会主义现代化建设服务。卫生工作方针的基本内容如下：

1. 以农村为重点

农村卫生工作是我国卫生工作三大战略重点的第一个重点。农村卫生工作历来受到了我们党和国家的高度重视，近年来，我国政府又提出农村卫生是卫生工作的三大战略重点之一。在党和政府的关怀下，农村卫生工作有了很大的发展，积累了丰富的经验，县乡村三级医疗预防保健网、乡村医生队伍、合作医疗制度曾是我国农村卫生工作的“三大支柱”，但是，农村卫生工作依然是个薄弱环节，面临着许多困难和问题，因病致贫、因病返贫是制约农村经济和社会发展的重要因素。因此，必须大力加强农村卫生工作。

做好农村卫生工作，保护和增进农民健康是各级党和政府义不容辞的责任。农村卫生工作关系到 9 亿农民健康、振兴农村经济的大局，是卫生工作的战略重点。农村卫生工作对深化农村改革，推进农村经济和社会全面协调发展，加强农

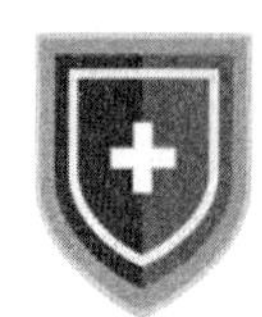

村物质文明和精神文明建设，都具有十分重要的意义。因此，各级党组织和政府要高度重视，采取有力措施切实予以加强。

初级卫生保健是农村卫生工作的关键，是农村卫生工作的“龙头工程”。各地区要把实现初级卫生保健目标纳入当地国民经济和社会发展规划，并作为小康县、乡、村的考核指标。要切实加强对初级卫生保健工作的领导，实行目标管理，全面推动农村卫生工作的发展。

积极、稳妥地发展和完善合作医疗制度。合作医疗对于保证农民获得基本医疗服务、落实预防保健任务、防止因病致贫具有重要作用。举办合作医疗，要坚持民办公助和自愿参加的原则，通过宣传教育，提高农民自我保健和互助共济意识，动员农民积极参加。合作医疗基金的筹集，坚持农民个人投入为主，集体经济加以扶持，地方财政适当支持的筹资机制。要因地制宜确定合作方式、筹资标准、报销比例，逐步提高保障水平。要加强科学管理和民主监督，使农民真正受益。力争在我国农村多数地区建立起各种形式的合作医疗制度，并逐步提高社会化程度。有条件的地方可以向社会医疗保险过渡。

加强农村卫生组织建设，完善县、乡、村三级卫生服务网。合理确定卫生机构的规模和布局，调整结构和功能。切实办好县医院，提高其综合服务能力。继续加强县级卫生防疫、妇幼保健机构和乡镇卫生院的建设，基本实现“一无三配套”（无危房，房屋、人员、设备配套）的目标。乡镇卫生院要切实做好预防保健工作，努力提高医疗质量，重点加强急救和产科建设。村级卫生组织以集体办为主。乡村卫生组织的经营管理形式可根据各地实际情况确定。

巩固与提高农村基层卫生队伍。合理解决农村卫生人员待遇，村集体卫生组织的乡村医生的收入不低于当地村干部的收入水平。要制定优惠政策，鼓励大专以上毕业生到县、乡卫生机构工作。禁止非卫生技术人员进入卫生机构的业务技术岗位。通过多种形式培训，使绝大多数乡村医生达到中专水平。医药卫生院校要做好定向招生和在职培训工作，为农村培养留得住、用得上的人才。

高度重视和做好贫困地区的卫生工作。各级政府要把卫生扶贫纳入当地扶贫计划，安排必要的扶贫资金，帮助贫困地区重点解决基础卫生设施，改善饮水条件和防治地方病、传染病。鼓励发达地区对口支援贫困地区的卫生工作。

2. 预防为主

预防保健是我国卫生工作三大战略重点的第二个重点。预防为主是新中国成

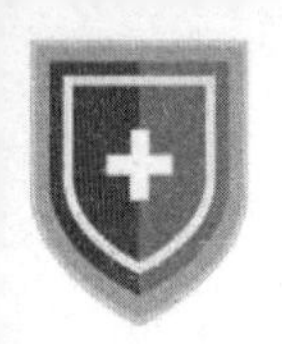

立初期所制定的卫生工作四大方针之一。新时期的卫生工作方针继续把预防为主确定为主要内容，不仅是中华人民共和国成立以来卫生工作宝贵经验的总结，也是世界卫生工作发展的潮流。

预防为主是我国控制疾病形势的需要。20 世纪 50 年代以来，我国以急性传染病、寄生虫病和地方病为主要防治对象的第一次卫生革命，取得了举世公认的成就。但是，由于影响疾病流行的社会环境因素依然存在，特别是新的经济体制带来的人口和物资大量流动，促成部分疾病的播散，原来一些局部性的传染病，发病日趋广泛化；某些已经消灭的传染病也死灰复燃，传染病、寄生虫病和地方病的防治任务依然十分严峻，第一次卫生革命的任务尚未完成。同时，以慢性非传染性疾病和退行性疾病为主要防治对象的第二次卫生革命也已经来临，任务非常艰巨。但是，目前我国的防治力量尚不能适应防治慢性非传染性疾病的需要，更缺乏群体性防治的系统经验。两次卫生革命的艰巨任务，要求卫生工作必须坚持预防为主的方针。

各级政府对公共卫生和预防保健工作要全面负责。加强预防保健机构的建设，给予必要的投入，对重大疾病的预防和控制工作要保证必需的资金。预防保健机构要做好社会群体的预防保健工作。医疗机构也要密切结合自身业务积极开展预防保健工作。要宣传动员群众，采取综合措施，集中力量消灭或控制一些严重危害人民健康的传染病、地方病和慢性非传染性疾病。

认真做好“五大卫生”工作。改善生活、生产、工作、学习、娱乐场所的卫生条件，加强环境卫生监测和职业病防治，保护人们的健康权益。

依法保护妇女儿童健康。努力提高出生人口素质，降低婴幼儿死亡率、孕产妇死亡率，积极推行计划免疫保偿制和妇幼保健保偿制。同时，积极开展老年人保健和老年病防治工作。

各级医疗、预防、保健机构都要贯彻预防为主的方针。要切实做好三级预防工作：一级预防，是病因预防，针对病因及相关因素，采取增进健康和特殊防护措施，使健康人免受感染和发病；二级预防，是发病学预防，针对发病早期，采取早发现、早诊断、早治疗措施，以控制疾病的发展和恶化，防止疾病复发或转为慢性病患；三级预防，是病残预防，针对发病后期，采取合理的康复治疗措施，做到病而不残，残而不废，恢复劳动能力，延长寿命。

加强卫生宣传，开展健康教育，是贯彻预防为主方针的重要措施。为适应医

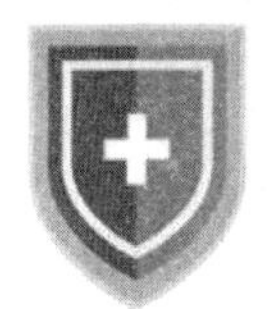

学模式的转变和两次卫生革命的需要，要采取多种形式，加强全民健康教育，提高广大群众的健康意识和自我保健能力。普及医药科学知识，教育和引导人民群众破除迷信，摒弃陋习，养成良好的卫生习惯和健康、文明的生活方式。

3. 中西医并重

振兴中医药是我国卫生工作三大战略重点的第三个重点。中华人民共和国成立以来，在党的团结中西医方针的指导下，中医药事业的发展取得了伟大的成就。新时期提出中西医并重的方针，是以往团结中西医方针的继承和发展，是振兴中医药和中医药走向世界的政策保证。

中医药学是中华民族的优秀传统文化，是我国卫生事业的重要组成部分和独具的特色与优势。中医药与现代医药要互相补充，共同承担保护人民健康的任务。各级党委和政府要加强对中医药工作的领导，认真贯彻中西医并重的方针，逐步增加对中医药的投入，为中医药发展创造良好的物质条件。中西医要加强团结，互相学习，取长补短，共同提高，发挥各自的优势，积极探索中西医结合的途径和方法。

正确处理继承与创新的关系。既要认真继承，又要勇于创新。要努力发挥中医药在医疗卫生保健服务方面的特色和优势，遵循中医药理论体系，积极利用现代科学技术，发展中医理论和实践，拓宽中医药服务领域和服务功能，提高防治疾病水平。要充分利用现代高科技，在中医药基础理论、传统技术挖掘、疾病防治手段开发等方面加强研究，力争有新的突破，实现中医药现代化。要坚持双百方针，繁荣中医药学术。

加强中医医疗机构建设。要改善技术装备条件，拓宽服务领域，加强优势专科和特色科室建设，提高服务效率和效益，不断满足人民群众对中医药的需求。

根据中医药发展需要，多种形式培养中医药专业人才，努力造就新一代名中医要认真总结高等中医药院校的办学经验，深化中医药教育改革，继续做好名老中医药专家学术思想和经验的继承工作。要加强重大疾病防治、中药生产关键技术、中医复方及基础理论的研究，力争有新的突破。积极创造条件，使中医药更广泛地走向世界。

改革、完善中药材生产组织管理形式。要实行优惠政策，保护和开发中药资源。积极进行中药生产企业改革，推进中药生产现代化。中药和中药材经营按照少环节、多形式、渠道清晰、行为规范的原则，逐步形成统一、开放、竞争、有

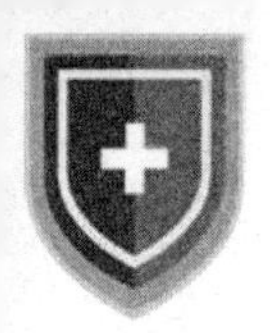

序的流通体制。加快制定中药和中药材的质量标准，促进中药、中药材生产和质量的科学管理。

4. 依靠科技与教育

依靠科技与教育是卫生工作的基本策略之一，是落实科学技术是第一生产力思想和科教兴国战略的具体表现，也是中华人民共和国成立以来卫生工作长足发展基本经验的总结。发展科学技术和培养医学人才是发展卫生事业必不可少的基本条件，必须提高到卫生工作方针的高度，予以重视。

加强医学科学技术研究。要针对严重危害我国人民健康的疾病，在关键性应用研究、高科技研究和医学基础性研究方面，突出重点，集中力量攻关，力求有所突破，使我国卫生领域的主要学科和关键技术的科技实力逐步接近或达到国际先进水平。

深化卫生科技体制改革。要优化结构，分流人员，增强卫生科研机构的活力。保证重点卫生研究机构和重点学科、实验室的投入和建设，大力促进科技成果的转化和应用，推广适宜技术，促进卫生科技与防病治病的有机结合。高度重视科技信息的有效利用和传播。

办好医学教育，培养一支适应社会需求、结构合理、德才兼备的卫生专业队伍，要深化高等医学教育改革，提高教育质量和办学效益，完善研究生培养和学位制度及继续教育制度。加快发展全科医学，培养全科医生。要高度重视卫生管理人才的培养，造就一批适应卫生事业发展的职业化管理队伍。重视学术带头人和技术带头人的培养，努力创造条件，使优秀人才尤其是中青年人才脱颖而出。各级各类卫生专业教育，都要突出职业道德教育，为全面提高卫生队伍素质打好基础。

5. 动员全社会参与

动员全社会参与是卫生工作的又一项基本策略，它是卫生工作与群众运动相结合方针的发展和完善。动员全社会参与，包括各级党政领导重视、社会各部门协作配合和广大人民群众积极参与。

各级党政领导重视。发展卫生事业，做好卫生工作，保护和增进人民健康，是各级党委和政府的重要职责。保护和提高广大人民群众的健康水平，是发展经济、促进社会进步的必要条件。卫生工作做好了，人民群众健康水平提高了，就能创造较为良好的经济发展和社会进步的条件。卫生工作是一个涉及面极广的工

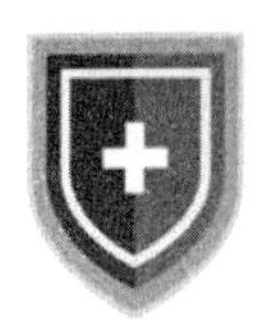

作，与人的生老病死密切相关，关系到每个人的切身利益，也体现党和政府对人民群众的关怀。各级党政领导要深刻认识卫生工作的重要性，切实加强对卫生工作的领导。一个地区卫生工作的好坏，人民健康水平提高的程度，要作为领导干部任期目标责任制和政绩考核的重要内容。

社会各部门协作配合。发展卫生事业，保护和增进人民健康是一项庞大的社会系统工程，单靠卫生部门的力量是不能取得成功的。必须坚持“大卫生”观点，在各级党委和政府的统一领导下，充分发动社会各有关部门协作配合，各尽其责，共同做好卫生工作。国家卫生健康委员会是国务院卫生工作的行政主管部门，负责对全国卫生工作统一规划，实行全行业管理和监督。各级计划、财税、物价、农业等有关部门要认真履行自己的职责，积极参与和支持卫生事业，努力为卫生改革和发展创造必要的条件。宣传、教育、科普等部门，要广泛宣传卫生事业的重要性，普及医学科学和卫生保健知识，提高全社会的文明卫生意识。

人民群众积极参与。广大人民群众积极参与卫生工作，是我国卫生事业发展的成功经验。只有把广大人民群众发动起来了，各项社会卫生活动才能开展起来，各项卫生工作任务才能落到实处，从环境卫生的改善到改水、改厕任务的落实，都要依靠广大人民群众的积极参与。同时，只有把广大人民群众积极性调动起来，自觉学习卫生知识，提高自我保健意识与能力，才能把人民群众由单纯的保健对象变成一个既是保健对象、又是保健工作的积极参与者，从而使卫生工作具有更加坚实的群众基础。

6. 为人民健康服务，为社会主义现代化建设服务

为人民健康服务，为社会主义现代化建设服务，是我国卫生工作的根本宗旨，是卫生工作方针的核心，是党和政府对卫生事业改革和发展的基本要求，是卫生工作必须坚持的正确方向。

卫生工作的根本宗旨。为人民健康服务，为社会主义现代化建设服务，是卫生工作的根本宗旨。卫生事业是造福于人民的事业，卫生事业关系到经济发展和社会进步的大局，保护和提高广大人民群众的健康水平，是发展经济、促进社会进步的必要条件。因此，各项卫生工作都要始终把为人民健康服务，为社会主义现代化建设服务，作为最终目标和根本宗旨。

卫生工作方针的核心。卫生工作方针三个组成部分中，为人民健康服务，为社会主义现代化建设服务，是卫生工作方针的核心，是卫生工作的根本宗旨。其

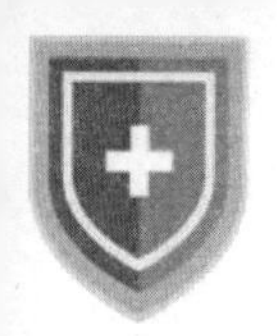

他两部分是实现这一根本宗旨的战略重点和基本策略。卫生工作千头万绪，要实现既定的宏伟目标，必须抓住农村卫生、预防保健，中医药这三个战略重点；而依靠科技与教育和动员全社会参与，则是实现宏伟目标的基本策略。这些战略策略都是为了实现卫生工作的根本宗旨的。

卫生改革和发展的基本要求。在我国已经确立社会主义市场经济体制的条件下进行卫生改革，必须适应社会主义市场经济的发展，遵循卫生事业发展的内在规律，逐步建立起宏观调控有力、微观运行富有生机的新机制，从而调动卫生机构和卫生人员的积极性，不断提高卫生服务的质量和效率，更好地为人民健康服务，为社会主义现代化建设服务。

卫生工作的正确方向。我国的卫生事业是政府实行一定福利政策的社会公益事业，这一基本属性确定了卫生事业是使全体社会成员共同受益的事业。因此，卫生工作必须坚持为人民健康服务和为社会主义现代化建设服务的正确方向。要正确处理社会效益与经济效益的关系，把社会效益放在首位，防止片面追求经济效益而忽视社会效益的倾向。政府要对卫生工作给予必要的投入和各方面的支持。卫生机构和卫生工作者要坚持全心全意为人民健康服务的宗旨，一切工作要以提高人民健康为中心，切实做好各项卫生工作。

五、卫生发展战略

（一）卫生发展战略的概念

卫生发展战略是根据卫生政策的需要，对卫生事业在预定时间内可能达到的发展程度进行科学预测，据此确定战略和战略目标。卫生发展的基本战略是以满足人们的健康需求为导向，以提高人民健康水平为中心，按照公平与效率相统一的原则，强化基本卫生服务工作，走以内涵发展为主、内涵与外延发展相结合的发展道路。

（二）卫生发展战略的内容

1. 农村卫生

加强农村卫生是由我国国情决定的。我国人口的绝大多数在农村，农村卫生状况一定程度上决定着我国总体的卫生发展水平。但是目前农村卫生仍然相对落

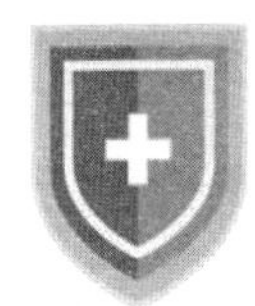

后，各种疾病严重威胁着农民的健康，一些贫困地区的卫生问题更为严重，因病致贫、因病返贫现象占相当大的比例。做好农村卫生工作，保护和增进农民群众的健康，关系到农村经济发展，关系到社会主义现代化建设的全局，这是各级党和政府义不容辞的责任。加强农村卫生工作要面对现实，把握住农村卫生这一重点，增加农村卫生投入，改善农民基本卫生服务条件，积极鼓励城市卫生人员到农村去，逐步缩小城乡卫生差距，为实现人人享有初级卫生保健的目标而努力。

2. 预防保健

预防为主是我国卫生工作成功经验的总结。中华人民共和国成立以来，我国之所以能以较低的投入取得举世瞩目的卫生发展成就，预防保健功不可没，而且它能更好地体现党和政府对人民群众的关心和爱护。目前预防保健所承担的任务十分艰巨，但是，原有预防保健体系的功能、结构、人员已不能完全适应经济和社会发展的需要，尤其是基层预防保健基础薄弱。要把预防保健体系建设纳入区域卫生规划，建立起布局合理、分工负责、高效精干的体系，政府根据所承担的任务安排资金，使预防保健工作得到强化。

3. 中医中药

中医中药是我国卫生事业的重要组成部分，是中华民族的宝贵财富，历来是人民群众防病治病的重要手段，并越来越受到世界很多国家的关注和重视。目前，我国中医医疗机构办医条件相对较差，整体服务功能较弱。在制定区域卫生规划过程中，要全面贯彻“中西医并重”的方针，处理好继承和发扬的关系，合理规划中医医疗机构，构建分工合理、优势互补、功能明确、层次清晰的中医服务体系，优化人员结构，推广适宜技术，充分发挥中医药在整个卫生工作中的作用。

六、卫生管理体制

（一）卫生管理体制的含义

卫生管理体制是指国家依法将卫生管理组织系统内部的组织机构设置、隶属关系、责权利划分及其运作制度化的总称。它是国家管理卫生事务的主体，其管理活动的开展和管理效率的提高将直接关系到广大居民的健康保障和国家经济的发展。卫生管理体制是一个开放性的系统，周围环境受到诸如政治体制、经济体

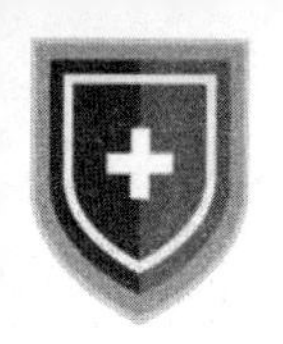

制、财政体制、物价体制、人事管理体制等因素的影响，内部同样也关系到党、政、群之间的协调与分工，以及系统内部信息的传递、事业的监管、法律法规的执行等，但其职能作用只有在不断运转中才会体现，并不断寻求与环境的平衡、适应，为社会提供更好的卫生服务。我国现行卫生管理体制是“条块结合、以块为主、分级管理”的体制。条，是指自上而下地按行业系统管理；块，是指各省（自治区、直辖市）、市（地）、县等地方行政管理。

（二）卫生组织结构

卫生组织是卫生体制的重要组成部分，其设置的形式、层次决定了卫生管理体制运行的效果和效率。按性质和职能，可将卫生组织分为卫生行政组织、医疗卫生服务组织和群众性卫生组织。医疗卫生服务组织独立构成体系，但与其他组织系统之间也有着千丝万缕的联系。与国家卫生健康委员会直接相关的部门有计划生育、药品监督管理、爱国卫生运动、红十字委员会、劳动和社会保障部门等。还有一些部门也在从事着与保护人们健康有关的工作，如国家环保部门、农业部门等。此外，还有一些部门间接从事与卫生有关的工作，如文化部门的文化传播、水利部门的环境改造、信息产业部门的信息咨询、人事部门的人事安排、民政部门的贫困救助、科学技术部门的高新技术应用、教育部门的医学人才培养、国家发展计划委员会的卫生重大项目、财政部门的宏观调控、国家经济贸易委员会的技术设备引进，等等，或多或少地都会对卫生事业产生影响。下面就卫生系统内部的组织结构进行介绍。

1. 卫生行政组织

（1）卫生行政组织的含义。

卫生行政组织是在卫生工作方面行使国家政权的公务机关，它执行国家卫生方针政策，对卫生事业进行管理，在公务人员的集体意识支配下，经由职权、职责分配构成的具有层级与分工结构的组织。

（2）卫生行政机构的级别。

我国从中央到地方按行政区划设立的卫生行政组织为中央、省（自治区、直辖市）、市、县（含县级市、市辖区）四级，依次是中华人民共和国国家卫生健康委员会、省（市、区）卫生厅（局）、市级卫生局、县级卫生局。

1）中华人民共和国国家卫生健康委员会（前身是卫生部）：中华人民共和

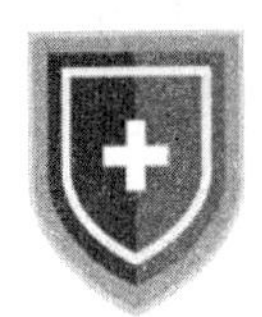

国国家卫生健康委员会是全国最高卫生行政机关，在党中央和国务院的领导下，实施党和政府的卫生工作方针政策，负责全国和地方的卫生事业管理工作。中华人民共和国国家卫生健康委员会的机构设置在不同的发展阶段，根据国务院的要求，特别是每次国家机构改革的需要，都作了相应的调整。

中华人民共和国国家卫生健康委员会的职能是研究拟定卫生工作的法律、法规和方针政策，研究提出卫生事业发展规划和战略目标，制定技术规范和卫生标准并监督实施；研究提出区域卫生规划，统筹规划与协调全国卫生资源配置，制定社区卫生服务发展规划和服务标准，指导卫生规划的实施；研究制定农村卫生、妇幼卫生工作规划和政策措施，指导初级卫生保健规划和母婴保健专项技术的实施；贯彻预防为主的方针，开展全民健康教育；制定对人群健康危害严重疾病的防治规划；组织对重大疾病的综合防治；发布检疫传染病和监测传染病名录；研究指导医疗机构改革，制定医务人员执业标准、医疗质量标准和服务规范并监督实施；依法监督管理血站、单采浆站的采供血及临床用血质量；研究拟定国家重点医学科技、教育发展规划，组织国家重点医药卫生科研攻关，指导医学科技成果的普及应用工作；管理直属单位；监督管理传染病防治和食品卫生、职业卫生、环境卫生、放射卫生、学校卫生，组织制订食品、化妆品质量管理规范并负责认证工作；制定国家卫生人才发展规划和卫生人员职业道德规范，拟定卫生机构编制标准、卫生技术人员资格认定标准并组织实施；组织指导医学卫生方面的政府与民间的多边、双边合作交流和卫生援外工作，组织参与国际组织倡导的重大卫生活动；组织协调我国与世界卫生组织及其他国际组织在医学卫生领域的交流与合作；贯彻中西医并重方针，推进中医药的继承与创新，实现中医药现代化；承担全国爱国卫生运动委员会的日常工作；负责中央保健委员会确定的保健对象的医疗保健工作；组织调度全国卫生技术力量，协助地方人民政府和有关部门对重大突发疫情、病情实施紧急处置，防止和控制疫情、疾病的发生、蔓延，承办国务院交办的其他工作。

2）省、自治区卫生厅、直辖市卫生局：卫生厅（局）在当地人民政府的领导下，在业务上受中华人民共和国中国卫生健康委员会的指导，下设与中华人民共和国中国卫生健康委员会相对应的相关处室，对本辖区内的卫生事业工作进行行政管理。民族自治地方结合当地实际情况，自主地管理当地的卫生事务。

3）市级卫生局：根据以块为主、条块结合的管理原则，市级卫生局在当地

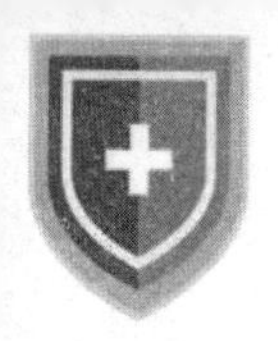

人民政府的直接领导下，在省卫生厅的业务指导下，开展本辖区内的卫生事业行政管理工作。其内设科、室基本与省卫生厅相对应。

4）县（旗）、县级市、市辖区卫生局：县级卫生局在当地人民政府的领导下，在上级卫生行政部门的业务指导下，根据当地的卫生状况，有针对性地开展各项卫生事业管理工作。卫生局所设科（股）、室基本上与上级卫生行政部门相对应。

乡镇人民政府不设独立的卫生行政部门，国内个别乡镇在公务员编制内设卫生助理或卫生办公室，有专人或兼职办公。

从卫生行政机关内设办事处室情况来看，越往上，其内部设置越多，分工越细；越往下，由于受编制等因素的影响，科室设置数目越少，往往下级卫生行政部门内的一个科室要对应上级的一个或多个处室，人员越少，综合性越强。

（3）卫生行政组织的基本职能。

1）规划：制订中长期卫生事业发展规划和年度实施计划，卫生资源配置标准和卫生区域发展规划，用法律、行政、经济等手段加强宏观管理，调控卫生资源配置，实行卫生工作全行业管理。

2）准入：建立和完善有关法律法规和管理制度，对卫生机构、从业人员医疗技术应用、大型医疗设备等医疗服务要素以及相关的健康产品实行准入制度，保护人民的健康和安全。

3）监管：依法行政，实施卫生监督；规范医疗卫生服务行为，加强服务质量监控；打击非法行医，整顿医疗秩序，规范医疗广告等市场行为。

4）卫生经济调控：制定和实施卫生筹资等卫生经济政策，确保公共卫生服务和弱势人群基本医疗服务的供给，促进健康公平。明确对不同类型医疗卫生事业的补助政策、税收政策和价格政策，通过购买服务的方式引导医疗服务，提高效率。

5）发布医疗卫生有关信息：定期发布医疗机构服务数量、质量、价格和费用信息，引导患者选择医院、医生，减少医务人员与患者之间因信息不对称而带来的市场缺陷。

6）促进公平竞争：营造和规范医疗服务领域有序、平等竞争环境，促进医疗卫生服务多样化和竞争公平化。

7）其他：加强中介组织和学术团体的作用，加强行业自律、质量监督和医

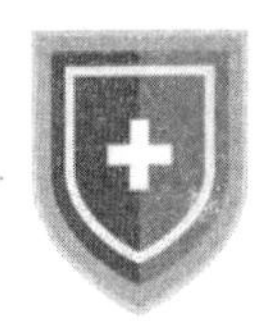

疗技术管理等。

（三）医疗卫生服务组织

医疗卫生服务组织是由为提高全民健康水平而提供医疗卫生服务的各级各类专业机构组成的有机整体，包括医疗、预防、妇幼保健、医学教育、医学科研和城乡综合性医疗卫生服务机构等类别。

1. 医疗卫生服务组织结构

医疗卫生服务组织结构是由垂直系统和水平系统构成的。垂直系统有医疗卫生保健服务专业职能分系统、给养职能分系统、财务职能分系统、人事职能分系统等。因为各自为本位目标和利益工作，所以必须很好地进行它们之间的协调工作。水平系统有高级、中级和基层三个层次，各负责本层次的水平协调和控制工作。高层负责制定战略计划、规划、预算、预测、投资方案和重大决策；中级管理层负责制定本地、本部门目标、实施方案，资源分配，协调各部门关系，制定服务范围、任务和评价方法等控制管理工作；基层负责执行上级指示的目标和任务，具体实施卫生服务，处理具体问题。

2. 医疗卫生服务机构的种类

根据职能分工不同，医疗卫生服务机构可分为医疗机构，卫生防疫机构，妇幼保健机构，医学教育机构，医学科学研究机构，军队、企业医疗卫生服务机构，其他卫生组织机构。按照地域不同，又可将医疗卫生服务机构分为城市医疗卫生服务机构和农村医疗卫生服务机构。

（1）医疗机构

医疗机构是以救死扶伤、防病治病、为公民的健康服务为宗旨的，从事疾病诊断、治疗活动的医院、卫生院、门诊部、诊所、卫生所（室），以及急救站等卫生事业单位。设置医疗机构应当符合医疗机构设置规划和医疗机构标准，申请设置者向有审批权的卫生行政部门提交规定的文件后，经审核发给“设置医疗机构批准书”，申请者在“设置医疗机构批准书”有效期内组建医疗机构，经卫生行政部门考核验收合格后予以登记，核发医疗机构执业许可证。任何单位和个人未取得医疗机构执业许可证不得行医。

我国医疗机构实行等级管理，共分三级。一级医院是指直接为一定人口的社区提供预防、医疗、保健、康复服务的基层医院；二级医院是指为多个社区提供

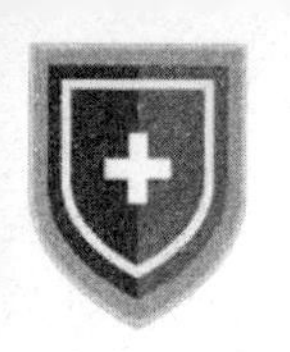

综合医疗卫生服务和承担一定教学、科研任务的医院；三级医院是指提供高水平专科性医疗卫生服务和执行高等教学、科研任务的区域性以上的医院。

医院分综合性医院和专科医院。医院的规模主要指医院开设的床位数。根据医院的规模大小不同，其床位、卫生技术人员数和行政人员数的比例，国家卫生健康委员会都制定了相应的标准。医院内部科室的设定根据医院管理的需要而定，一般设行政管理、医务、医疗、护理、科教、财务、设备管理、总务、保卫、病案管理等科室。

（2）卫生防疫机构

我国的卫生防疫组织设立分三块，一是爱国卫生运动委员会系统；二是地方病防治管理系统；三是卫生防疫管理系统。卫生防疫机构又分为两块：一是卫生防疫站系统；二是国境卫生检疫系统。卫生检疫工作在卫生体制改革中将做调整，在此不再赘述。这里重点介绍卫生防疫站系统。

卫生防疫站是运用预防医学理论、科学技术进行卫生防疫监测、监督、科研、培训相结合的专业机构，是当地卫生防疫工作的业务指导中心。它的任务是根据国家和地方政府授权，依据国家颁发的法令、标准、条例、规定、制度，对所辖地区的有关部门、单位实行经常性和预防性的卫生监督工作。其服务对象是社会人群。它从群体方面探讨疾病的发生、发展和分布规律，认识社会人群的疾病对健康影响的本质，分析外界环境因素对人群疾病和健康的影响及其发展趋势，从而进行监测、监督，采取预防、控制、消灭疾病和消除环境影响因素的对策，增进群体健康，延长人类寿命。

（3）妇幼保健机构

妇幼保健机构包括妇幼保健院（所、站）、妇产科医院、儿童医院等。地（市）以上妇幼保健机构设有门诊、床位（或只设门诊）。县级妇幼保健机构有院、所、站三种形式。设置床位及门诊者称妇幼保健院；不设床位但开展门诊业务（包括设 5 张以下观察床）者称妇幼保健所；深入基层开展业务技术指导，但不设床位、不开展门诊业务者称妇幼保健站。其职责是以临床为基础，把保健、医疗、科研、培训有机地结合起来，完成妇幼保健业务指导工作，如妇产科、妇女保健、儿科、儿童保健、计划生育、儿童保健、妇女儿童的常见病防治，开展计划生育手术和住院分娩、信息统计分析、健康干预等，落实“以保健为中心，保健与临床相结合，面向基层，面向群众，预防为主”的妇幼保健工作。

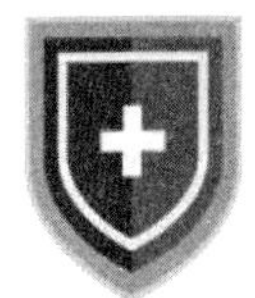

（4）医学科学研究机构

除了中国医学科学院、中国预防医学科学院、中医研究院外，各省、市、自治区也成立了医学科学分院及各种研究所。不少医学院（校）及医疗卫生机构中也附设医学研究院（室）。

（5）其他卫生组织机构

如军队卫生组织、企业卫生组织、铁路系统卫生组织、司法系统卫生组织、各类医学院校等。

（四）群众性卫生组织

卫生工作与群众运动相结合是我国的卫生工作方针之一，也是我国卫生事业取得成就的重要原因。群众性卫生组织是发动群众参加，开展群众性卫生工作的组织保证。这类组织可分为三类：由国家机关、人民团体的代表组成的群众性卫生机构；由卫生专业人员组成的学术团体；由广大群众卫生积极分子组成的基层群众卫生组织。在我国影响比较大的群众性卫生组织有：爱国卫生运动委员会、中华医学会、中华全国中医学会、中国医师协会、中国中西医结合研究会、中国药学会、中华护理学会、中国红十字会、中国卫生工作者协会、中国农村卫生协会、中华预防医学会、中国中药学会、初级卫生保健基金委员会等。

七、卫生管理机制

卫生管理机制在卫生事业运行和发展中起着重大作用。完善的卫生管理机制，可以实现卫生资源的优化配置，促进卫生事业的协调发展，更好地满足人民群众不同层次的卫生服务需求，为经济建设和社会主义现代化建设服务。

（一）卫生管理机制的内涵

卫生管理机制是指卫生事业赖以运转的一切方式、手段、环节的总和。简而言之，卫生管理机制就是卫生系统内各构成要素之间相互联系和作用的制约关系。

如果将整个卫生事业作为一个机体的话，卫生管理机制就是使这个机体协调运动、控制发展的手段和方式。卫生事业机体的整体运行中包含着它的构成要素的局部运行。各构成要素都自成体系，各自都有特定的运行机制。卫生管理机制

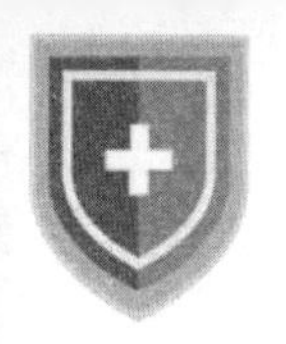

按其作用方式可分为计划机制、市场机制、价格机制等；按照卫生机构经营性质又可分为非营利性卫生机构管理机制和营利性卫生机构管理机制。不同的分类有不同的优缺点。

卫生管理机制包含三层意思：一是卫生管理机制是协调卫生管理过程机理的总称；二是卫生管理机制功能的发挥依赖于其中构成要素间的相互作用和相互关系；三是整个管理机制是有规律地按一定方式运行并发挥总体功能的。因此，我们不能简单地把卫生管理的任一管理机制理解为孤立的要素，而应当将它们看作是卫生事业运行过程中的联系和互动。

（二）卫生管理机制的内容

卫生管理涉及人员、物资与设备、信息、业务技术、教育与科研等，每项管理内容都有不同的管理机制。

1. 人员管理机制

人员管理机制是指卫生机构管理者合理配备人员，充分调动人员积极性，发挥所有员工所长，使其最大限度地提供卫生服务的科学的管理方法和手段。其内容包括人事任用、人事制度、人员编配、工资福利等。

2. 物资与设备管理机制

物资与设备管理机制是指卫生机构充分利用各种物资设备资源，发挥资金效用，提高经营管理水平，获取最佳技术经济效果的手段和方法。随着卫生服务经营管理的不断深化，高新技术设备的广泛应用，服务成本核算的进一步实施，物资和设备的种类日益增加，卫生服务机构的物资与设备管理工作越来越复杂，也越来越重要。

3. 信息管理机制

信息管理机制是指在管理过程中运用信息方法，科学地收集和处理信息，更好地服务于卫生服务和管理。信息管理机制是为了激励和约束信息传递过程中保证准确、及时而制定的。现代卫生服务机构管理依赖信息管理的程度是前所未有的，可以这样理解，没有信息管理就没有现代卫生管理。

4. 业务技术管理机制

业务技术管理机制是指对卫生服务活动全过程针对业务和技术所进行的组织、计划、协调和控制，使之达到最佳效率和效果的管理方法和手段。从广义上

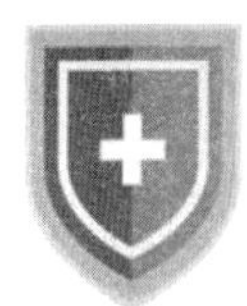

讲，业务技术管理机制包括卫生服务技术管理机制和卫生服务质量管理机制两部分。业务技术管理是卫生服务机构管理的重中之重，为保障卫生服务工作的正常进行，卫生服务机构一般都制定了一系列规章制度，如医院里的值班制度、病案管理制度、入出院制度、门诊工作制度、处方制度、病房管理制度、病房工作人员守则、住院规则、病历书写制度、查房制度、医嘱制度、查对制度、会诊制度、转院转科制度、病例讨论制度、交接班制度、护理工作制度、隔离消毒制度、差错事故登记报告制度、医院感染管理制度等。

5. 教育与科研管理机制

教育与科研管理机制是卫生机构为开发卫生服务人员智力、培养人才，增强工作能力，鼓励技术创新，提高工作效率和质量而采取的方法和手段。

结 语

党的十八大以来，我国医药卫生事业取得了显著成就，覆盖城乡的医药卫生服务体系基本形成，疾病防治能力不断增强，医疗保障覆盖人口逐步扩大，卫生科技水平迅速提高，人民群众健康水平得到明显改善，居民主要健康指标处于发展中国家前列。尤其是抗击“非典”取得重大胜利以来，各级政府对医药卫生事业的投入加大，公共卫生、农村医疗卫生和城市社区卫生发展加快，新型农村合作医疗和城镇居民基本医疗保险取得突破性进展，为深化医药卫生体制改革打下了良好基础。同时也应看到，当前我国医药卫生事业发展水平与人民群众健康需求及经济社会协调发展要求不适应的矛盾依然比较突出。城乡和区域医疗卫生事业发展不平衡，资源配置不合理，公共卫生和农村、社区医疗卫生工作仍比较薄弱。

为了更好地促进临床疾病预防控制与公共卫生的协调发展，本书对目前临床疾病预防控制与公共卫生的现状及存在的问题进行了深入的研究、探讨，并提出了相对应的措施，为日后临床疾病预防控制与公共卫生的协调发展提供了更好的依据。

参考文献

[1] 国务院.突发公共卫生事件应急条例[M].北京：中国方正出版社，2003.
[2] 周立.公共卫生事业管理[M].重庆：重庆大学出版社，2003.
[3] 郭新彪，刘君卓.突发公共卫生事件应急指引[M].北京：化学工业出版社，2009.
[4] 万明国，王成昌.突发公共卫生事件应急管理[M].北京：中国经济出版社，2009.
[5] 李惠娟，季正明.社区卫生服务实用手册[M].上海：复旦大学出版社，2002.
[6] 陈安，陈宁，武艳南.现代应急管理技术与系统[M].北京：科学出版社，2011.
[7] 范春.公共卫生学[M].厦门：厦门大学出版社，2009.
[8] 黄素珍，孟良玉，宇文延清，等.公共卫生学[M].北京：中国农业科学技术出版社，2009.
[9] 叶郁辉，方豪.医院公共卫生服务管理[M].北京：军事医学科学出版社，2012.
[10] 曹洪欣，刘保延.流行性感冒中西医防治[M].北京：中医古籍出版社，2005.
[11] 李晓淳，曹永芬.中西医临床预防医学概论[M].北京：中国医药科技出版社，2012.
[12] 陈新峰.疾病预防控制“三基”[M].北京：人民军医出版社，2009.
[13] 罗力，苏海军，谈佳弟.基层疾病预防控制项目、流程和绩效考核[M].上海：复旦大学出版社，2010.
[14] 山东省疾病预防控制中心.常见传染病预防与控制[M].济南：山东人民出版社，2009.
[15] 北京预防医学会.新发传染病的预防与控制[M].北京：中国协和医科大学出版

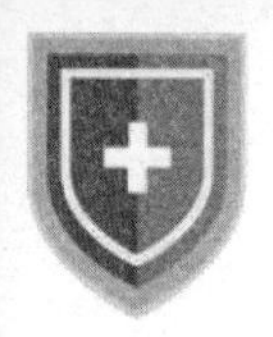

社，2002.

[16] 任学锋，林琳，中国疾病预防控制中心.重大传染病预防健康教育指导手册[M].北京：北京大学医学出版社，2005.

[17] 顾秀英，胡一河.慢性非传染性疾病预防与控制[M].北京：中国协和医科大学出版社，2003.

[18] 陶洪仁.校内外学生疾病预防管理与教育[M].长春：吉林大学出版社，2012.

[19] 孙桐.常见传染病防治[M].北京：化学工业出版社，2007.

[20] 范晓清.传染病防治与日常生活[M].北京：人民军医出版社，2006.

[21] 田庚善.常见传染病防治手册[M].北京：北京出版社，2005.

[22] 邵一鸣.常见新发传染病防治手册[M].杭州：浙江大学出版社，2005.

[23] 刘绪泉.中华人民共和国传染病防治法[M].北京：中国法制出版社，2003.

[24] 李建静，李建宇.季节性易发传染病防治[M].北京：金盾出版社，2011.

[25] 王永怡.实用传染病防治[M].北京：金盾出版社，2001.

[26] 汤泰元.临床传染病学图解[M].北京：科学出版社，2008.

[27] 钟森，何鲜平.中西医临床传染病学[M].北京：中国医药科技出版社，2012.

[28] 吴子明.中西医结合传染病学[M].北京：人民军医出版社，2006.

[29] 李迎新.实用传染病学[M].天津：天津科学技术出版社，2010.

[30] 朱艳，能和民.传染病护理学[M].郑州：郑州大学出版社，2013.